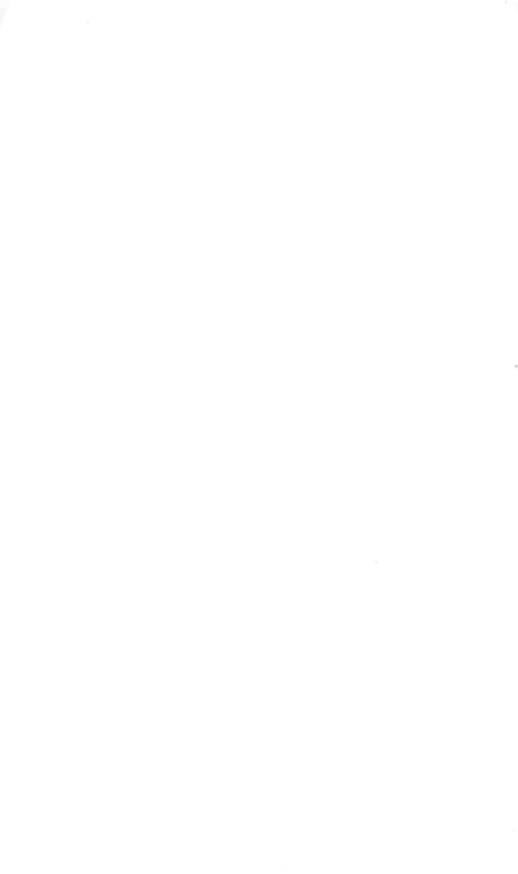

대한민국의학한림원 총서 21

현재에서 바라본 10년 전, 황우석 사건

대한민국의학한림원

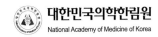

대한민국의학한림원
National Academy of Medicine of Korea

인사말

대한민국의학한림원은 의학과 보건관련 전문가 석학들로 이루어진 단체로서 우리나라의 국민 보건 건강 증진과 후학들의 의학 및 보건학 연구와 발전을 위한 설립 목적을 이루고자 최선을 다하고 있습니다.

대한민국의학한림원은 매년 정기적으로 주요한 주제에 대하여 학술포럼을 개최하여 국민의 생명과 삶의 질을 해하는 질환과 환경 그리고 보건의료 시스템과 제도 등에 대한 최신 지견과 아울러 정책적인 해결 방안을 제시함으로서 여러 전문가들과 정책 결정자들에게 도움이 되고자 노력을 하고 있습니다.

2016년 대한민국의학한림원은 10년 전 우리나라를 온통 혼돈의 도가니로 몰아넣었던 "황우석 사건"을 뒤돌아보면서 그동안 밝혀진 사실을 근거로 이 사건을 재조명하고 향후 이에 관련된 우리나라 생명과학 분야뿐 아니라 모든 연구 분야에서 생명윤리와 연구윤리 준수의 소임을 다하면서 우리과학계와 사회가 발전할 수 있는 토대를 마련하고자 여러 분야의 전문가들을 모시고 심포지움을 개최하였습니다.

대한민국의학한림원에서는 이날 주제로 발표되었고 토론되었던 내용을 연구에 관련된 전문가들과 정책을 운용하는 전문가들에게 도움이 되고 앞으로 우리나라의 과학 연구 발전이 더 한층 날아오를 수 있도록 하는 바람에서 책자로 발간하게 되었습니다.

특히 그동안 어려운 가운데 에서도 시간을 내시어 옥고를 정리하여 주신 주제 발표자 및 토론자들께 감사를 드립니다. 아울러 이 행사를 위하여 수고하여 주시고 정리를 하여주신 의학한림원의 한상원 학술위원장님과 김호근 총무이사님 그리고 여러 임원님들과 사무국 직원들께 깊은 감사를 드립니다.

2018년 3월
대한민국의학한림원 회장
정 남 식

차 례

서 문

10년 전 '황우석 사건'은 그야말로 놀라움 그 자체였다. 줄기세포 연구로써 모든 난치병을 치료하고 국가경제도 살리겠다는 허풍선이를 믿은 정부와 국민은 큰 충격을 받았다. 그를 응원했던 많은 국민들은 '논문 조작'이라는 사실을 믿기 어려웠고, 일부는 사실이 밝혀진 뒤에도 여전히 그를 두둔하기도 했다. 진상조사를 통해 드러난 황우석 연구의 실상은 더 심각했다. 논문 조작뿐 아니라 불법적인 난자 획득과 사용, 연구비 횡령과 편취, 기관생명윤리심의위원회(IRB)의 졸속 운영 등의 문제도 있었다.

여러 학자들이 지적했듯이 이 문제는 한 사람의 사기와 일탈을 넘어서 우리나라에서 과학 연구, 정부의 연구 지원, 언론의 과학 보도 등에 반복되던 관행과 낡은 문화가 빚은, 어쩌면 예고된 결과였다. 과학기술 연구가 논문 성과와 경제 성장을 가져올 수 있다면 '작은 허물' 쯤은 묻어둘 수 있다는 생각이 사회 각계에 만연한 가운데 필연적으로 일어날 수밖에 없었던 사건이었던 것이다.

황우석 사건을 반성하면서 지난 10여 년 동안 생명윤리와 연구윤리를 제도화하려는 여러 노력이 있었다. 한국의 생명윤리와 연구윤리의 역사는 '황우석 사건' 이전과 이후로 나뉜다고 말해도 과언이 아니다.

이 사건 이후로 '생명윤리 및 안전에 관한 법률'을 개정하고 '기관생명윤리심의위원회'와 '연구윤리진실성위원회'를 기관마다 설치하고 관리하였다. 이제는 그 누구도 과학기술 연구에서 윤리는 거추장스러운 것이라고 말할 수 없게 되었다.

황우석 사건이 있은 지 10년이 지났지만 우리는 진정으로 황우석 사건을 반면교사로 삼아 과학이 건강하게 발전할 수 있도록 생명윤리가 지탱하고 과학은 윤리적 소임에 충실하면서 사회적 책임을 다하고 있다고 말할 수 있을까? 우리는 더 이상 '황우석 사건'이 재발할 수 없는 연구환경 속에 있다고 자신할 수 있을까? 이제는 '윤리적으로 각성된' 연구자들이 과학 연구를 수행하고 있는 것일까? 황우석 사건과 지난 10년의 경험은 우리에게 어떤 교훈을 주었고 또 어떤 과제를 안겨주고 있는가? 이런 물음에 성실하게 답하는 것은 황우석 사건이 단지 부끄러운 과거가 아닌 오늘의 과학 연구를 사회적으로 더 책임 있는 연구가 되도록 하는 귀중한 기억이 되게 할 것이다.

이 중요한 물음에 답하기 위해 대한민국의학한림원은 여러 전문가들을 모시고 지난 2016년 토론회를 열었다. 이인영 교수님이 '현재에서 바라본 10년 전 황우석 사건 -분석과 과제-'라는 주제 발표를 해주셨고 오일환 교수님, 김옥주 교수님, 강양구 기자님, 김환석 교수님, 김명희 사무총장님, 정명희 교수님이 토론해주셨다. 지면을 빌어 토론회에 참석해주신 여러 전문가 선생님들께 다시 한 번 감사의 인사를 드린다. 토론회의 소중한 성과물을 널리 공유하기 위해 작은 책자를 꾸몄다. 이를 통하여 황우석 사건이 주는 교훈을 다시 생각하고 각자의 영역에서 실천할 수 있는 방법을 고민해보기를 기대한다.

2018년 3월
서울대학교 의과대학 법의학교실 교수
이 윤 성

현재에서 바라본
10년 전 황우석 사건
- 분석과 과제-

이 인 영

현재에서 바라본
10년 전 황우석 사건
-분석과 과제-

이 인 영

(홍익대학교 법과대학, 전 한국생명윤리학회 회장)

I. 들어가는 말

생명과학기술이 가져다주는 편리함과 유용성이 부각되면 될수록 그에 따른 남용과 인권침해의 부작용에 대한 반성과 비판적인 문제의식도 함께 제기될 수밖에 없다. 특히, 복제 양 '돌리'의 탄생 이후 이종간 복제배아 연구, 체세포복제 줄기세포 연구 등 생명과학자, 의학자들의 실험실에서의 연구결과를 연구자의 전문가로서의 권위를 신뢰하여 더 이상 비판 없이 받아들이거나 그들의 기술성과에 만족하고 있을 수 없는 상황이 되었다. 이와 같이 황우석 사건은 과학계를 넘어서 우리 사회의 문제점을 잘 들여다볼 수 있는 투영판이었고, 다시금 과학과 과학문화에 대한 성찰의 계기를 만들어준 사건이었다. 단순히 기회주의적인 개인일탈의 사건이나 부정행위에 국한된 것이 아니라 과학기술사회의 미래를 위한 해결방향을 잘 잡고 있는지 가늠할 수 있는 성찰의 계기를 마련해준 사건이라고 할 수 있다. 그런데 10년 전 황우석 사건이 더 이상 문제삼지 않아도 될 정도로 과거의 사건으로 종결형태인가? 우리는 아직도 체세포복제 줄기세포 연구의 승인, 정부의 투자 지원, 특허권 획득, 줄기세포주 등록 여부, 또 다른 논문 조작사건 등의 연관 뉴스를 접하고 있다. 이와 같이 상황이 여전하다면, 10년 전과 달리 우리 사회와 과학 문화가 어떠한 변화 속에 있는지, 어떠한 성찰 속에 해결방안을 찾았는지, 그리고 실천했는지 되물을 필요가 있다.

본 발표문에서는 과거의 팩트로서 황우석 사건을 재조명하면서(Ⅱ) 배경의 사실관계와 검찰 수사결과와 판결에서 나타난 논문 조작사실, 생명윤리법 위반사실, 연구비 편취 및 횡령사실을 확인하였다. 그 다음으로 현재에서 본 황우석 사건의 원인 분석틀에 기반한 다양한 담론들을 검토하면서(Ⅲ), 황우석 사건을 배양하게 된 정치적, 사회 문화적 원인들에 대해서 살펴보았다. 탈 황우석 사건을 위한 생산적인 담론들을 정리하면서 먼저 연구윤리나 생명윤리 측면에서의 규범적인 변화와 실천 등을 검토하였다(Ⅳ).

Ⅱ. 과거의 팩트로서 황우석 사건

1. 배경적 사실관계[1]

황우석은 임상 수의학자로 1990년대 초중반에 농림부 등의 지원을 받아 수정란 분할을 통한 동물복제 연구를 시작하였고, 이어 수정란 핵이식을 통한 동물복제 연구를 진행하였다. 1997년 2월에 영국 연구팀에 의한 복제 양 '돌리'의 탄생이 알려지면서 그는 체세포핵이식 복제 연구 쪽으로 관심을 돌리게 되었고, 과학기술부의 지원을 받아 1998년부터 체세포핵이식을 통한 소 복제에 나서게 되었다. 그는 1999년 2월에 복제 소 '영롱이'를 만들어내 세계에서 5번째로 체세포동물복제에 성공하게 된 것을 언론을 통해 알렸다.[2] 1999년 4

---

1) 이영희, 황우석 사태는 얼마나 한국적인가?, 과학기술연구 제7권 제2호, 2007. 참조; 한재각, 황우석 사태와 과학기술동맹, 2006년 한국과학기술학회 후기 학술대회자료집 참조.
2) 영롱이가 체세포복제 소가 아니라는 의혹이 제기되었고 이에 대해서는 아직까지 그 진위가 과학적으로 밝혀지지 못하고 있다. 그 이유는 영롱이의 탄생이 국내언론에 대대적으로 보도된 것과는 달리 학계에서 연구논문으로 발표된 적이 없기 때문이다. 홍석영, 지식인 개념으로 본 연구윤리; 황우석 사태를 중심으로, 윤리 교육 연구 제20집, 2009.12, 241－242면.

월에 복제 한우 '진이'를 연이어 탄생시킨 황우석은 당시 언론의 조명과 김대중 대통령의 신임을 받게 되면서 일약 '스타 과학자'의 반열에 오르게 되었다. 2001년 6월 8일 황우석은 임기 2년의 과학기술자문위원으로 위촉되었고, 문화관광부는 2001년 10월 황우석에게 세종문화상 대통령상을 주었다.3)

2002년에는 정보통신부의 연구비를 지원받아(3년간 43억 원) '광우병 내성소 개발사업'을 진행하였고, 이종간 장기복제를 위한 면역거부반응이 제거된 무균 돼지 복제 연구도 시도하였고 점차 줄기세포 분야로 연구 영역을 넓혔다. 2003년 8월 노무현 정부는 황우석을 국가과학기술위원회 장관급 민간위원으로 임명하고, 황우석이 관여하고 있는 '바이오신약·장기' 분야를 10대 차세대 성장동력산업의 하나로 선정하였다. 2003년 12월에 황우석이 세계 최초로 광우병 내성 복제 소와 무균 미니 돼지를 개발하였다는 발표가 있었고, 노무현 대통령은 직접 황우석 실험실을 방문하기도 하였다.

황우석 연구팀은 2004년 2월 12일 '사이언스'에 논문을 게재하였으며, 사이언스는 인터넷 속보를 통해 서울대 수의대 황우석 교수와 서울대 의대 문신용 교수팀이 세계 최초로 인간 난자를 이용해 체세포를 복제하고 이로부터 배아 줄기세포를 만드는 데 성공했다고 밝혔다. 2004년 6월 과학기술 최고훈장인 '창조장'을 수여받았으며, 2005년 2월 정보통신부는 황우석 특별우표를 발행하였고, 2005년 6월에는 '제1호 최고 과학자'로 선정하였다.

그러나 2005년 11월 21일 황우석 연구팀에 난자를 조달하는 역할을 담당했던 미즈메디 병원의 노성일 이사장이 20여 명의 난자 제공자들에게 돈을 지급했다고 시인하고, 11월 22일 방송된 'PD수첩' 1탄 "황우석 신화의 난자 매매 의혹"에서 황우석 연구팀의 실험에 쓰인 난자들의 상당수가 매입되었으며 심지어 연구팀에 속한 여성 연구원도 난자를 제공하도록 강요받았다는 내용이 보도되었다. 보건복지부는 2005년 11월 23일 서울대 수의대 기관윤리심의위원회의 조사보고서를 간추려 보도자료를 만들어 기자회견을 하였으며 결

---

3) 이와 같이 황우석 교수를 과학계의 영웅으로 의도적으로 띄우기 시작한 것은 김대중 정부 시절부터였다. 김환석, 황우석 사태의 원인과 사회적 의미, 경제와 사회, 2006년 가을호(통권 제71호), 240-241면.

론은 아무런 문제가 없다는 것이었다.[4] 하지만, 정치권이나 일반여론에 의해 MBC 측은 12월 7일 'PD수첩'의 폐지를 결정하였다. 그러나 2005년 12월 초부터 과학기술부가 지원하는 생물학정보센터(BRIC) 사이트의 취업게시판에 황우석의 2005년 '사이언스' 논문의 줄기세포 사진이 중복된 사실을 밝히는 글이 올라오고, 배아복제 줄기세포의 DNA지문 분석자료까지 조작되었을 가능성이 제기되었다. 2005년 12월 8일 서울대 소장 교수들은 서울대의 진상조사를 촉구하였고, 서울대는 '황우석 교수 연구의혹 관련 조사위원회'를 구성하였다. 2005년 12월 15일 맞춤형 줄기세포가 없다는 노성일 이사장의 인터뷰가 방송되었고, 'PD수첩'은 "특집, PD수첩은 왜 재검증을 요구했는가"라는 제목으로 황우석 논문이 조작되었음을 방송하였다.[5] 2006년 1월 8일 서울대 조사위원회는 2005년 논문만이 아니라 2004년 논문도 조작되었으며, 맞춤형 줄기세포를 만들었다는 증거를 찾아낼 수 없다는 결과를 발표하였다. 곧이어 '사이언스'는 황우석 연구팀의 2004년 논문과 2005년 논문을 직권으로 철회하였다. 그 직후 정부는 황우석에게 수여했던 제1호 최고과학자 지위를 박탈하였으며, 서울대는 황우석을 비롯한 관련자를 징계위원회에 회부하였다. 2006년 5월 서울중앙지검은 황우석을 불구속 기소하였고, 2009년 서울중앙지방법원 제1심은 황우석의 논문 조작·횡령 등의 혐의를 인정해 징역 2년 집행유예 3년을 선고하였다. 2010년 12월 서울고등법원은 황우석의 항소 일부를 받아들여 징역 1년 6월, 집행유예 2년을 선고하였고, 2014년 2월 대법원은 황우석에게 징역 1년 6월, 집행유예 2년을 선고한 원심을 확정하였다.

---

4) 이 보고서는 여성 연구원 난자 제공의 연구윤리 논란을 보편적인 연구규범의 위반이 아니라 '문화적 차이'에 기인한 문제라고 주장하여 새로운 논란을 만들었다. 한재각, 황우석 사태와 과학기술동맹, 2006년 한국과학기술학회 후기 학술대회자료집, 98면.

5) 황우석 연구의 문제점을 알고 있던 제보자가 2005년 6월 시민단체와 언론 등에 연락을 해왔고 그 중 하나였던 MBC PD수첩이 5~6개월의 장기 탐사취재를 시작하였다. 이것이 황우석 사건을 수면 위로 부상시키는 직접인 힘으로 작용하기 시작하였다고 볼 수 있다. 한재각, 앞의 논문, 96면.

2. 논문 조작사실

검찰 조사결과 밝혀진 2004년의 논문 조작 내용은 다음과 같다.

1) 2004년 사이언스 논문에는 NT-1번이 난자 제공자 A의 난자와 체세포를 사용하여 확립된 줄기세포라는 사실을 증명하기 위해 NT-1번의 DNA 지문분석결과와 난자 제공자 A체세포의 DNA지문분석결과가 동일한 것으로 기재되어 있다. 그러나 NT-1번은 2003년 2월 9일 미즈메디로부터 제공받은 난자 제공자 B의 난자 및 체세포를 사용하여 2003년 2월 9일부터 2월 11일 사이 서울대 박을순 연구원이 핵이식한 것으로 확인되었다.

2) NT-1번에 대한 테라토마 형성실험 등 관련 실험이 정상적으로 실시되지 아니하였음에도, 황우석의 지시에 따라 박종혁, 김선종이 관련 실험데이터 및 사진 등을 조작하였다. 줄기세포 면역염색사진(그림 2의 B, D), 테라토마 사진(그림 3의 A, C, D, E), DNA지문분석 그림(그림 4의 A, B, C 중 'SCNT-teratoma') 등이 조작되었다.6)

3) 논문 조작 항목으로 유전자 지문분석검사 조작, 각인유전자검사 조작, 면역염색사진 조작, 테라토마 DNA 조작, 테라토마 사진 조작 등을 하였다.7)

2005년 사이언스 논문의 조작 내용은 다음과 같다.

1) 2005년 3월 15일 논문 제출 당시 NT-2, 3번(실제 Miz-4, 8번) 줄기세포는 존재하였고, NT-4, 5, 6, 7번(실제 Miz-4, 6번) 줄기세포는 콜로니 단계에서 오염사고로 폐기되었으며, NT-8, 10, 11번(실제 Miz-7, 10, 2번)은 콜로니 상태로 존재하였고, NT-9, 12번은 콜로니조차 형성되지 않았음에도 위 줄기세포가 확립되었다고 논문을 조작하였다. 당시 논문에 기재된 제반 실험은 NT-2, 3번 만을 대상으로 일부 진행되었다.

2) 2005년 2월경 황우석은 권대기에게 지시하여 오염사고로 사멸한

---

6) 서울중앙지방검찰청, 줄기세포 논문 조작 사건 수사결과 보고서, 2006.5.12. 참조.

7) 2003년 5월 경 NT-1번 DNA 시료 추출이 실패하자, 황우석의 지시에 따라 박종혁, 김선종이 체세포에서 추출한 DNA만 보내 유전자지문분석을 실시한 후, NT-1번과 그 체세포를 모두 검사한 것처럼 논문에 게재하였다.

NT-4~7번 줄기세포가 확립되어 현존하는 것처럼 도표를 작성하라고 지시한 후, 강성근, 권대기가 작성한 도표 초안 중 핵이식 난자 수, 확립된 줄기세포 수 등을 직접 수정하여 NT-8~12번이 확립되었고, 총 185개의 난자를 사용하여 11개의 줄기세포를 확립하여 줄기세포확립 성공률이 5.94%(11/185)로 향상되었다고 발표하였다.

3) 그런데 서울대 연구원의 실험일지를 근거로 재확인한 결과 논문에 기재된 기간 동안 제공된 난자는 408개, 그 중 핵이식한 난자는 277개, 형성된 배반포는 42개였고, 논문제출 당시 황우석이 존재한다고 믿었던 줄기세포는 2개에 불과하였으므로 황우석의 주장에 따르더라도 줄기세포 확립성공률은 0.72%(2/277)로써 2004년 사이언스 논문과 비교해볼 때 0.31% 정도 향상된 것에 불과한 것으로 확인되었다.[8]

4) 논문 조작 항목은 면역염색검사 조작, 핵형검사 조작, 배아체형성 조작, 테라토마 형성 조작, 면역적합성검사 조작, 유전자지문분석결과 조작, 인간영양세포 사용 조작 등이다.

(1) 줄기세포의 존재 여부

2006년 1월 서울대 조사위원회는 NT-1번과 난자 제공자 B의 DNA지문을 비교한 결과 48개 중 8개 마커가 불일치한다는 점을 근거로 NT-1번이 핵이 제거되지 않는 난자의 자체적인 단성생식(처녀생식)으로 만들어졌을 가능성이 매우 높다고 판단하였다. 황우석 연구팀은 NT-1번의 각인 유전자를 자체적으로 검사한 결과, DNA 지문분석이 '동형접합'이 아니라 '이형접합'을 보였으며, '모계 유전자'와 '부계 유전자'가 둘 다 나왔으므로 처녀생식이 아닌 핵이식에 의한 줄기세포라고 주장했다.[9]

---

8) 서울중앙지방검찰청, 줄기세포 논문 조작 사건 수사결과 보고서, 2006.5.12. 참조.

9) 이와 관련해 하버드 의대 연구팀도 2007년 별도의 실험결과를 학술지에 발표하면서 서울대 조사위원회의 의견을 지지하였다. 하버드 연구팀은 복제과정을 거쳐 만들어진 생쥐의 줄기세포와 단성생식으로 형성된 생쥐 줄기세포를 비교한 결과, "단성생식은 DNA 유전자에 특정한 표시가 남는다"는 걸 발견했다고 밝혔으며, NT-1번 줄기세포에서도 '같은 표시'가 발견됐다고 설명하였다. 황우석 연구의 NT-1번은 정식실험 프로토콜을 통해 형성된 것이 아닌 단성생식으로 만들어졌다는 것이 학계의 대체적인 의견이었다.

검찰 역시 환자맞춤형 줄기세포의 존재에 대해서 2005년 사이언스 논문에 게재된 NT-2번 내지 NT-12번 및 사이언스 논문에 게재되지 아니한 NT-13번, NT-14번, NT-4+번은 김선종이 미즈메디 연구소에서 몰래 가져와 섞어 심은 수정란 줄기세포였고 이후 환자맞춤형 줄기세포는 확립되지 않았다고 밝혔다.[10]

(2) 사법기관의 처리

검찰은 2006년 5월 황우석을 불구속 기소하면서 논문 조작 사실도 형법상 업무방해죄에 성립하는지 여부를 검토하였지만, 논문 조작 및 게재 행위를 기소하지는 않았다. 불기소 이유는 1)업무방해죄의 피해자는 미국 사이언스지이며 미국의 경우 논문 조작행위에 대한 형사처벌규정이 없고, 전세계적으로 학술논문 조작에 대해 형사처벌한 사례가 없으며, 2)연구의 진실성과 결과에 대한 평가는 다른 연구자들의 이론적 비판과 과학적 검증을 통한 학계 스스로의 자정능력에 이루어지는 것이 바람직하며, 3) 정부 및 민간지원 연구비 편취의 건으로 기소하면서 논문 조작행위가 사기의 범행방법으로 포함되어 있어서 이에 대한 법률적 평가가 이루어진다는 점에서 불기소를 결정하였다.[11]

(3) 대법원 2014.2.27. 선고 2011두29540 판결 : 파면처분 확정

2006년 3월 서울대학교 교수징계위원회가 개최되었고, 황우석은 징계위원회에 출석하여 2004년 논문의 유전자지문 분석검사 조작과 2005년 논문의 실험과정에서 수립된 줄기세포주가 미즈메디의 인공수정 배아줄기세포주로 판명된 경위에 대하여는 알지 못하지만, 2004년 논문에서 테라토마 사진을 조작한 것과 2005년 논문에서 줄기세포주의 수량을 부풀리기 위하여 각종 실험데이터를 조작한 것은 대체로 인정한다고 진술하였고, 징계위원들은 검찰의

http://news.sbs.co.kr/news/endPage.do?news_id=N1003706855&plink=ORI&cooper=NAVER
10) 서울중앙지방검찰청, 줄기세포 논문 조작 사건 수사결과 보고서, 2006.5.12. 참조.
11) 서울중앙지방검찰청, 줄기세포 논문 조작 사건 수사결과 보고서, 2006.5.12. 참조.

수사결과 발표를 기다릴 필요 없이 이미 인정된 부정행위만으로도 파면처분의 사유에 해당한다는 이유로 황우석에 대하여 파면을 의결하였다.[12]

서울대학교의 교육공무원법과 국가공무원법에 따른 파면처분에 대해서 황우석이 취소소송을 제기하였고, 그 결과 제1심 판결은 파면처분이 정당하다고 판단한 반면, 제2심인 서울고등법원은 황우석을 파면한 처분이 지나치게 무거워 재량권의 범위를 일탈하거나 남용한 위법이 있다고 판결하였다. 그러나 대법원 2014.2.27. 선고 2011두29540 판결은 "국립대학교에서 학생지도와 연구를 수행하는 교수이자 과학자인 원고에게는 직무의 성질상 강한 성실성과 진실성, 도덕성, 윤리성이 요구되고, 더욱이 인간 난자를 이용한 체세포핵이식에 의한 인간 배아줄기세포주의 수립이라는 연구 분야는 생명윤리 및 안전을 확보하기 위하여 연구 절차를 엄격히 통제하고 논문작성 과정에서 과학적 진실성을 추구할 필요성이 더욱 크다. 그리고 과학 논문에 대하여는 그 데이터의 진실성을 외부에서 검증하기가 쉽지 않아 다른 과학자들은 논문에 기재된 데이터 등이 사실인 것을 전제로 후속 연구를 진행하는데 그 데이터 자체가 조작된 경우 후속 연구가 무산되는 등 과학계 전체가 큰 피해를 입으므로, 과학자가 실험 데이터를 조작하여 허위 내용의 논문을 작성·발표한 행위에 대하여는 엄중한 책임을 묻지 않을 수 없다."고 판시하여 파면처분이 적법하다고 판단하였다.

3. 생명윤리법 위반 유죄 인정

(1) 연구원 난자 공여 논란

2003년 5월경 황우석 연구팀에 소속되어 있는 여성 연구원들로부터 '난자가 필요할 때 난자기증의 의향이 있다'는 취지의 난자기증동의서를 제출받았다. 그뿐 아니라 연구원 2명(박**, 구**)으로부터 난자를 제공받았으나 위 연구원들은 모두 당시 자발적으로 기증의사를 밝힌 후 난자를 제공하였다고 진

---

12) 서울대 징계위는 문신용·강성근 교수의 경우 정직 3개월, 이병천·안규리 교수의 경우 정직 2개월, 이창규·백선하 교수의 경우 감봉 1개월을 각각 의결했다.

술하였다.13) 이와 같이 검찰조사과정에서 난자를 공여한 두 명의 연구원이 황우석의 강압에 의한 것이 아니라고 진술하므로 이에 따라 검찰은 기소하지 않았다. 하지만, 국가생명윤리심의위원회의 보고서는 황우석이 '특별한 보호를 요하는 연구원들에게 오히려 난자 공여 동의서를 배포하여 서명을 받았다는 사실은 연구원들의 자유를 제한한 일종의 강압으로 여겨지며, 세계의사협회에서 제정, 채택된 헬싱키 선언 등의 제반규정에 비추어볼 때 매우 부적절한 행위였던 것으로 판단하였다.14)

(2) 난자 불법매매에 대한 유죄 인정

황우석은 미즈메디 병원, 한나산부인과, 한양대학교 병원, 제일 병원 등 4개 병원을 통해 총 122명으로부터 2,236개의 난자를 제공받았다. 검찰조사결과에 의하면 미즈메디 병원 공여자 92명, 1,564개 난자, 한나산부인과 공여자 37명, 543개 난자, 한양대학교 병원 공여자 8명, 121개 난자, 제일 병원 공여자 1명, 8개 난자를 제공받은 것으로 확인되었다. 미즈메디 병원에서 시술받은 난자 제공자 중 15명이 난자채취 후 과배란 증후군으로 치료를 받았는데 그 중 2명은 입원치료를 받은 것으로 확인되었다.15)

대법원 2014.2.27. 선고 2011도48판결에서 2005년 1월 25일경부터 8월 17일까지 한나산부인과를 통해 총 25명에게 난자 제공 대가로 180만 원 내지 230만 원 상당의 불임 수술비를 감면해주는 방법으로 재산상의 이익을 공여하고 난자를 제공받은 사실은 생명윤리법 제13조 제3항(현행 제23조 제3항)에

---

13) 2004년 2월 사이언스 논문 발표 이후 2004년 5월 6일 네이처(Nature)가 연구원의 난자 제공과 관련하여 의혹을 제기하였고, 2004년 5월 22일 한국생명윤리학회는 황우석에게 연구에 사용된 242개 난자의 출처와 한양대 병원 IRB 심사 및 승인의 적절성 및 2004년 사이언스 논문 저자 기재 등에 대한 해명을 요구하였다. 2004년 8월 13일 사이언스는 한국생명윤리학회의 "사회직 합의 고려치 않은 연구는 문제"라는 윤리문제를 제기하는 글을 게재하였다.

14) 헬싱키 선언은 "23. 실험수행에 대한 동의를 얻을 때 의사는 피험자가 자기에게 어떤 기대를 거는 관계가 아닌지 또는 그 동의가 어떤 강제된 상황에서 이뤄진 것이 아닌지에 대해 특별한 주의를 기울일 필요가 있다"고 명시하고 있다. 국가생명윤리심의위원회, 황우석 연구의 생명윤리문제에 대한 보고서, 2006.6. 참조.

15) 서울중앙지방검찰청, 줄기세포 논문 조작 사건 수사결과 보고서, 2006.5.12. 참조.

서 금지하는 '재산상의 이익 그 밖에 반대급부를 조건'으로 난자를 이용함에 해당한다고 보아 원심판결이 유죄를 인정하는 판단은 정당하다고 판시하였다.

4. 황우석 연구에 대한 IRB 심의의 부적정성

(1) IRB 심의 경과

2002년 10월 2일 황우석이 관련된 연구계획서 2건이 한양대학교 구리 병원 임상시험심사위원회에서 심의되었다. 상정된 연구계획서는 1) '미성숙난자의 시험관내 성숙시스템에 대한 연구'와 2) '동물인자를 전혀 쓰지 않은 배양조건에서의 인간다분화능 줄기세포주수립'이며 2건 모두 책임연구자는 황정혜 교수이었다. 10월 2일 개최되었던 회의는 참석위원수가 과반수가 되지 않아 정족수를 채우지 못하였으며, 2건의 연구계획서의 연구시작시점과 승인확인서 발행일자는 심의일보다 앞선 2002년 9월로 되어있었다. 연구계획서에는 연구에 필요한 예상 난자 수, 부작용 발생시 조치계획에 대한 내용, 난자채취기관에 대한 사항, 연구비 출처 및 내역 등에 관한 기재가 누락되었었으며, 매월 난소 및 난자 관련사항에 대한 황우석 연구팀의 보고내용을 확인하지 아니하였고, 황우석 연구팀이 난소 관련사항을 매월 보고하지 않았음에도 2회에 걸친 연구계획변경을 그대로 승인하였다.

한양대학교 서울 병원 임상연구위원회에 제출된 황우석 연구와 관련된 계획서는 '체세포 핵이식 기술을 이용한 치료복제에 의한 줄기세포주 수립 및 분화 연구'이며 연구책임자는 황윤영 교수이었다. 제출된 계획에서는 헬싱키 선언과 '식약청 임상시험 표준작업지침서' 등이 첨부되어 있었으나, 난자 및 난소 제공자의 선정, 제외기준, 연구에 소요될 난자 및 난소의 수 등 중요한 기술사항이 포함되어 있지 않았다. 그 당시 참여한 심의위원 대부분은 보안유지 및 국책사업임을 강조하여 난자의 수급과정, 연구내용, 동의서, 난자 제공자의 보호 등에 대한 면밀한 검토 없이 연구계획서를 승인하였다고 진술하였으며, 일부 심의위원들은 황우석 관련 연구를 심의함에 있어서 국가경쟁력 부

분을 감안하였다고 진술하였다.[16]

2005년 서울대학교 수의과대학 체세포복제배아연구기관 생명윤리심의위원회는 황우석이 선정한 위원으로 구성되었으며, 위원장은 호선되지 않고 지명되었다. 생명윤리 및 안전에 관한 법률 시행령 제10조에 따라 기관생명윤리심의위원회는 위원장이 소집하도록 되어 있으나, 그 당시 위원장은 2005년 10월까지 본인이 위원이라는 것도 몰랐다고 진술하였다. 2005년 1월 25일 회의에서 위원장이 없는 상태에서 대부분의 위원들이 연구계획서에 대한 사전 검토 없이 계획서를 승인하였으며 연구계획서는 대외비라는 이유로 회수하였다고 한다. 2005년 2월 1일 공문에 첨부된 '심의결과통지서'의 날인은 위원장의 동의 없이 날인되었으며, 2005년 사이언스에 게재된 황우석 논문의 부록의 영문으로 된 연구계획심의결과통지서의 위원장 서명도 위조된 것으로 확인되었다.[17]

(2) 사법기관의 처리결과

한양대 IRB, 서울대 수의과대학의 IRB 심의 및 2004년, 2005년 사이언스 논문 관련 심의가 부적정하다고 판단되었고 이에 대해서 검찰은 조사를 하였지만 별도로 기소하지는 않았다. 다만, 국가생명윤리심의위원회의 보고서에 의하면 황우석 연구 관련 각 기관의 IRB 심의는 국내 규정과 국제적인 생명윤리 심의기준에 미치지 못하였으며, 그 책무를 다하지 못하였다고 평가하였다.[18]

---

16) 보건복지부, 황우석 연구의 난자수급과정 등 생명윤리 관련사항 조사결과 보고서, 2006.4. 참조.

17) 2005년 10월 25일과 11월 1일 회의에서 심의, 승인한 연세대학교 세브란스 병원, 미즈메디 병원과의 공동 연구는 연세대학교 세브란스 병원 생명윤리종합심의위원회 명의의 승인통보서류를 근거로 적절한 검토 없이 통과되었으며, 심의 전 이미 이 연구와 관련된 난자와 체세포가 미즈메디 병원에서 채취되어 서울대학교 수의과대학에서 체세포핵이식 실험이 수행되었다. 이 회의에서 황우석은 난자채취 부분이 연세대학교에서 승인되었으므로 위원회에서 다시 검토할 필요가 없다고 설명하였고 이에 따라 윤리적 검토 없이 심의, 승인이 이루어졌다.

18) 국가생명윤리심의위원회, 황우석 연구의 생명윤리문제에 대한 보고서, 2006.6. 참조.

5. 업무상 횡령, 법인 연구비 편취, 정부 연구비 편취에 대한 유죄 인정

(1) 황우석에 대한 정부 및 민간지원 현황

2001년~2005년 과학기술부, 정보통신부, 교육인적자원부 등 3개부처에서 황우석에 대하여 총 407억 500만 원을 지원하기로 결정하고 그 중 287억 500만 원을 서울대에 교부하였으며, 황우석은 교부된 지원금 중 164억 4,400만 원을 집행하였다. 정보통신부 지원금 43억 원 및 교육인적자원부 지원금 4억 500만 원은 모두 집행되었다. 과학기술부 지원금의 경우 시설비 등의 명목으로 지원 결정된 360억 원 중 240억 원이 서울대에 교부되었고 황우석은 그 중 117억 3,900만 원을 집행하였다.[19]

민간지원 연구비의 경우 200년 7월 3일부터 사단법인 신산업전략 연구원, 한국과학재단(황우석 교수 후원회), 관악구 후원회 등이 총 97억 2,441만 원을 모금하여 그 중 62억 6,384만 원을 지원하였다. 보다 자세히 서술하면, 신산업전략 연구원은 삼성, SK, (재)해동과학문화재단으로부터 총 61억 원을 모금받아 황우석에게 42억 4,000만 원을 지원하였다. 한국과학재단은 일반회계, 과학기술진흥기금, 민간후원금 등으로 조성된 특별계정을 설치하여 황우석에게 연구비를 지원하였다. 2005년 10월에 공표된 '최고과학자 연구비지원사업'은 황우석이 2005년 5월에 '사이언스'에 논문을 발표한 뒤에 갑작스럽게 신설된 것으로, 2005년 6월 25일 황우석은 한국과학재단에서 매년 30억 원씩 5년간 지원되는 '최고과학자' 제1호로 선정되었다. 관악구 후원회로부터 1억 3,681만 원을, 포스코의 석좌교수 후원금 형태로 서울대를 통해 1억 6,089만 원을 시원받았다.

(2) 업무상 횡령, 법인 연구비 편취, 정부 연구비 편취 유죄 인정

검사가 공소를 제기한 공소사실의 요지는, 황우석이 공소외 1 사단법인에서 수행하는 체세포복제기술 개발 등에 관한 연구의 책임자로서 공소외 1 법인으로부터 연구비를 받아 연구과제를 수행하고 연구비를 관리·집행하는 업

---

19) 서울중앙지방검찰청, 줄기세포 논문 조작 사건 수사결과 보고서, 2006.5.12. 참조.

무를 총괄함에 있어 연구비는 생명공학 연구에 사용하도록 그 용도가 특정되어 있음에도 총 4억 8,700만 원을 횡령하였다는 것이다.[20] 제1심, 고등법원뿐 아니라 대법원 판결도 이 부분 공소사실을 유죄로 인정하였다.[21]

대법원은 정부 연구비 편취의 공소사실에 대해 피고인이 실험용 돼지를 구입하지 아니하였음에도 마치 구입한 것처럼 허위의 세금계산서를 작성하고 이를 피고인에 대한 정부 연구비의 관리·집행을 담당하는 대학 연구소에 증빙자료로 제출하여 연구비를 송금받는 방법으로 2004.11.12.부터 2005.5.26.까지 5회에 걸쳐 합계 1억 9,266만 원을 편취하였다는 원심 판단을 인정하였다. 또한 공소외 1 법인 연구비 편취의 건에 대해서도 공소외 1 법인으로부터 2회에 걸쳐 합계 5,000만 원을 편취한 공소사실을 유죄로 인정하였다.[22]

다만, 대법원은 2005년 9월 28일 사이언스 논문의 진실성을 믿은 SK로부터 '체세포핵이식 기술을 기반으로 한 다양한 동물 연구와 인간줄기세포 연구' 명목으로 한국과학재단을 통해 10억 원을 교부받아 편취한 사실과 2005년 9월 농협중앙회로부터 축산발전기금 등 연구비 지원명목으로 한국과학재단에 10억 원을 지급하게 하여 편취한 사실에 대해서는 사기죄를 적용하지 아니한 원심판단이 정당하다고 판결하였다.[23]

20) 서울중앙지방검찰청의 수사결과는 공소외 1 법인으로부터 실험용 소 구입비 등의 명목으로 다른 사람의 명의의 계좌들로 연구비를 송금받아 업무상 보관하던 중, 2001.3.14.부터 같은 해 9.1.까지 위 계좌들로부터 현금을 인출하여 황우석의 매제 명의의 차명 예금 계좌로 분산 입금하는 방법으로 13회에 걸쳐 합계 4억 7,550만 원을 은닉·소비하고, 2004.7.16. 위 계좌들로부터 현금 1,150만 원을 인출하여 법인 이사장의 딸 결혼식 식대로 지급하는 등 총 4억 8,700만 원을 횡령하였다는 것이다. 서울중앙지방검찰청, 줄기세포 논문 조작 사건 수사결과 보고서, 2006.5.12. 참조.

21) 대법원 2014.2.27. 선고 2011도48 판결.

22) 다른 사람에게 지시하여 거래처에 부탁하여 마치 실험용 기자재를 구입하는 것처럼 허위로 작성된 세금계산서, 거래명세서 등을 받아 공소외 1 법인에 제출하여 이에 속은 공소외 1 법인 담당 직원으로 하여금 거래처에 기자재 대금을 송금하게 한 다음 거래처로부터 다시 그 돈을 받는 방법으로 공소외 1 법인으로부터 2회에 걸쳐 합계 5,000만 원을 편취한 공소사실을 유죄로 인정하였다.

23) 원심은, 논문 조작 이후 논문의 연구성과와 관련하여 연구비를 지원받은 행위에 대하여는 그 조작 내용과 조작 부분이 논문에서 차지하는 위치나 중요성, 연구비 지원의 동기 및 구체적인 목적 등을 종합적으로 고려하여 논문 조작 행위가 있었음을 알았다면 실제 연구성과가 사실이라고 하더라도 연구비 지원을 하지 아니하였을 것이 명백한 경우에 한

Ⅲ. 현재에서 본 황우석 사건의 원인분석틀 담론

황우석 사건은 과학 연구에서 발생하는 부정행위가 그 당사자나 집단을 뛰어 넘어 공동체의 문제, 국가의 문제로 확대될 수 있음을 알게 해준 사건이다.[24] 특히 황우석 사건을 단순히 개인적 비리나 부정행위의 차원에서만 바라보는 것이 아니라 한국 사회의 특수성과 결합하여 역사적·정치적·구조적 원인이 복합적으로 작용하여 초래된 결과라고 분석하고 있다. 역설적으로 황우석 사건의 담론들은 그 당시의 역사적, 사회적 배경과 관련된 다양하고 복잡한 분석틀을 사용함으로써 그 시대의 한국 사회에 대한 깊은 성찰의 계기를 제공하고 있다.

과학 연구는 기술적, 물질적 요소 뿐만 아니라 윤리적, 법률적, 정치적, 종교적, 경제적 요소들과 얽혀 있으며, 이것들의 조화로운 조율이 필요한 영역이다. 황우석 사건을 황우석이라는 개인적 문제에만 국한하지 않고 복합사회현상으로서 그 배경적 역사, 사회구조적 차원에서 다양한 원인분석틀을 사용해서 설명할 필요가 있다. 예를 들어 과학권력 또는 과학기술동맹[25] 내지

하여 논문 조작 사실에 대한 불고지를 사기죄의 기망행위로 평가할 수 있다고 전제한 다음, ① 공소외 5 회사가 기업 이익의 사회환원의 일환으로서 피고인에게 연구비를 후원하게 된 근본적인 동기는 피고인이 세계 최초로 체세포복제 배아줄기세포주 및 환자맞춤형 배아줄기세포주를 수립하고 그 상용화 가능성을 증대하였다는 데 있고, 일부 검증 실험 데이터의 진실성이나 무오류성은 연구비 후원계약의 체결 여부를 좌우할 본질적 사항이라 볼 수 없는 점, ② 피고인은 제1심 공동피고인 5의 섞이심기 행위 능을 몰랐기 때문에 자신이 달성하였다고 믿고 있던 연구성과를 기초로 줄기세포 연구에 사용하기 위하여 공소외 5 회사로부터 후원금을 받은 것일 뿐, 환자맞춤형 줄기세포주가 전혀 수립되지 아니하였음을 인식하면서도 이를 숨긴 채 연구비를 받은 것은 아닌 점 등을 종합하면, 피고인에게 연구비 편취의 범의가 있었다고 볼 수 없고, 피고인이 보증인적 지위에 기하여 논문 조작 사실을 고지할 의무가 있음에도 이를 고지하지 아니함으로써 부작위에 의하여 공소외 5 회사를 기망한 것으로 볼 수도 없다고 판단하였다. 대법원 2014.2.27. 선고 2011도48 판결.

24) 정병헌, 연구윤리 확립의 실천방향 탐색, 한국어와 문화 제10집, 298면.

25) 황우석 사건은 정부, 정치권, 언론, 재계, 과학계 등이 서로의 이해관계를 위해서 결합된 과학기술동맹의 형성, 발전, 붕괴에 의해서 빚어진 사건으로 본다. 한재각, 앞의 논문, 89면.

과학기술복합동맹26)의 형성과 발전, 붕괴과정에서 빚어진 사건27)이라는 개념 분석틀에서 볼 수 있듯이 정치권력, 산업과 자본, 언론, 시민들과의 관계 등 다각적이고 복합적인 요인들이 황우석 사건 내면에 포함되어 있다고 할 수 있다. 아래에는 황우석 사건에서 서로의 이해관계를 위해 엮여진 네트워크의 범주별로 논의되었던 원인분석 내용을 소개하고자 한다.

1. 정치적 사건으로서의 속성

현재 과학기술에 대해서 채택하고 있는 전략이나 우선 순위에는 차이가 있지만, 대다수의 국가는 과학기술활동에 대해서 대규모의 자금을 지원하고 있다. 최근 부진한 경제성장을 정부 주도의 과학기술투자로 만회하려는 경향을 띄고 있어 과학기술투자가 정치적 지지를 얻기 위한 투자로 이용되는 과학의 정치화경향은 한 국가의 과학 연구와 그 성격까지 심각하게 왜곡할 수 있으며, 만약 돌이킬 수 없는 방향으로 왜곡이 일어났을 경우 그 잘못된 왜곡현상을 바로 잡기 위해서 쏟아야 하는 노력과 비용이 엄청나다는 점이 뼈아픈 교훈으로 남겨져 있다.

먼저, 황우석 사건은 정치적 사건의 성격을 가지고 있다.28) 황우석 사건 자체가 정치적 사안이 아님에도 불구하고 정치적으로 해석됨으로써 전형적인 정파적 편향성을 드러냈다.29) 산업화, 상용화를 목적으로 하는 거의 모든 과학기술은 자본·정치·언론과 동맹을 맺게 된다. 황우석 사건의 정치·산업과의 동맹 그 자체를 비난할 수는 없다. 다만 과학자의 탐욕이 자본과 국가와

---

26) 과학기술복합동맹이란 과학기술적 요소들이 정치적, 경제적, 이데올로기적, 문화적 요소들과 결합된 잡종적 연결망임을 뜻한다. 김종영, 앞의 논문, 86-87면.

27) 과학기술동맹의 형성, 발전, 균열을 축으로 네 단계로 설명하고 있다. 첫 번째 단계를 황우석이 복제 소 영롱이를 만들어 동맹의 밑천을 쌓은 시기, 두 번째 단계는 동물복제 전문가로서 인간배아복제 전문가로 변모하던 시기, 세 번째 시기는 2004년도 2월 사이언스에 논문을 게재하면서 세계적인 맞춤형 줄기세포 전문가로 자리잡던 시기로 구분한다. 한재각, 앞의 논문, 90면.

28) 홍성태, 황우석 사태의 역사-구조적 이해, 동향과 전망 통권 69호, 2007, 263면.

29) 최영재, 언론의 편향성과 신뢰 분열, 신뢰 연구 제16권 통합본, 2006, 25면.

부당한 동맹을 맺고 사회적 공공성과 책임성을 외면하였기 때문에 문제가 되는 것이다.30) 황우석은 정부의 관료들과 정치인들로 엮여진 정치세력과 동맹을 맺었으며31), 자신의 이상을 실현하기 위해 끊임없이 권력을 소유하려고 하였고, 정부와 정치권에서는 그를 활용해 자신들의 권력을 정당화하려고 노력하였다는 분석이다.32) 정치적 사건의 맥락상으로 논문 저자표기의 '끼워주기' 부정행위도 정치적으로 거래될 수 있음을 보여주었다고 할 수 있다. 서울대 조사위원회의 조사결과에 의하면 황우석 연구팀의 2004년 사이언스 논문에 박기영 청와대 과학기술보좌관이 아무런 기여 없이 공저자로 올렸다는 사실을 확인하였다.33)

2. 성과주의가 낳은 산물

1967년의 과학기술진흥법을 이은 2001년의 과학기술기본법, 1983년의 유전공학법을 이은 1995년의 생명공학육성법, 1989년의 기초과학 연구진흥법을 이은 2011년의 기초연구진흥 및 기술개발지원에 관한 법률, 1995년의 보건의료진흥법 등 다양한 형태의 과학입법이 이루어졌는데, 바탕에 두고 있는 입법취지는 "과학기술발전을 위한 기반을 조성하여 과학기술을 혁신하고 국가경쟁력을 강화하는 것"을 목표로 하고 있다. 과학기술을 오로지 경제성장의 수단으로 간주하며 이것이 선진국이 되는 지름길이라는 이른바 '과학기술입국'의 이념은 박정희 정권34)부터 민주화인 김대중 정부와 노무현 정부에 이르기 까지 끈

---

30) 김종영, 복합시회현상으로서의 과학과 과학기술복합동맹으로서의 황우석, 역사비평 통권 74호, 2006, 87면.

31) 김종영, 앞의 논문, 88면.

32) 홍석영, 앞의 논문, 251면.

33) 2004년 및 2005년 사이언스 논문의 공동저자 결정은 황우석이 독자적으로 결정하였고, 경우에 따라 본인도 모르는 사이에 공동저자로 선정된 경우도 있다.

34) 과학기술이 산업적 필요성과 긴밀하게 연계되기 시작한 것은 1960년대 근대화이념을 내세우며 등장한 박정희 정권부터였다. 한국산업의 외국에 대한 기술의존도는 특히 박정희와 그의 경제참모들에게 풀기 어려운 난제였다. 1966년에 설립된 한국과학기술연구소(KIST)와 1967년에 설립된 국방과학 연구소는 산업 연구와 군사 연구를 이끄는 중심기관으로 자리 잡았다. 1967년의 장관급 행정부서인 과학기술처(MOST)의 설치로 인하여

질기게 지속되어온 것이었다.[35] 이러한 역사적 맥락에서 다수의 학자들은 황우석 사건은 박정희 정권 이래로 우리나라의 과학기술정책을 줄곧 지배해왔던 성장주의, 애국주의, 결과지상주의라는 이데올로기가 낳은 소산이라고 분석한다.[36] 박정희 체계, 박정희 패러다임, 혹은 성장주의적이고 권위주의적 과학기술정책 레짐이라는 한국 고유의 역사적 맥락과 결부하여 황우석 사건을 이해하는 입장을 가지고 있다. 정부가 무언가 업적을 만들어야 한다는 강박관념과 노무현 정부가 한국을 세계 생명공학의 중심으로 내세우고자 했던 과학정책 사이에 밀접한 상관관계를 가지고 있는 사건으로 보거나[37], 박정희 패러다임의 지속에서 나타난 현상으로 보면서 박정희 패러다임을 청산하지 않은 정치권력과 과학권력의 유착이 어떻게 쉽게 부패의 함정으로 빠져들 수 있는지를 보여주는 사건이라고 말한다.[38] 박정희 정권은 과학기술입국을 강조하였으며 이를 위해 과학을 신비화하는 과학주의를 확산하였는데, 황우석 사건은 이러한 과학주의를 극복하지 못한 취약한 민주화의 필연적 산물로서 보기도 한다.[39]

황우석 사건이 세계 최초와 세계 제일이라는 성과주의적, 국가주의적 사고틀 안에서 연구가 이루어졌으며[40], 특히 국가경쟁력과 경제발전이라는 프레이밍 속에서 생명공학의 도구적 측면이 강조되고 경쟁에서의 성공을 위한 속도가 강조됨에 따라 장시간에 걸쳐 다양한 이해관계를 가진 행위자들의 참여를 통한 성찰적이고 참여적인 의사결정 과정이 배제되어 온 것이 가장 문제점이라는 지적이 많다.[41] 이와 같이 황우석 사건이 일어날 수밖에 없었던 배

그동안 국가의 체계적인 지원 없이 교육과 산업의 일부로 분산 실행하던 과학기술정책이 이제는 독립적인 정책의 대상이 되었다. 김근배, 20세기 한국 과학기술의 발전과정, 한국과학사 연구 40년과 한국 근대과학 100년, 한국과학사학회 창립40주년 기념 학술대회 발표논문집, 2000, 95면.

35) 김환석, 황우석 사태의 원인과 사회적 의미, 경제와 사회 통권 제71호, 2006, 246면.
36) 위의 논문, 244면.
37) 최장집, 한국 민주주의의 변형과 헤게모니, 재인용, 김환석, 앞의 논문, 248면.
38) 김환석, 앞의 논문, 251면.
39) 홍성태, 앞의 논문, 276면.
40) 김종영, 앞의 논문, 109면.
41) 김명심, 한국줄기세포 연구정책 거버넌스의 특성 황우석 사태 이후 R&D 투자변화를 중심으로 , 과학기술학 연구 제15권 제1호, 2015, 208면.

경적 원인을 아직 한국 사회에 뿌리깊이 남아있는 박정희 시대의 유산인 성장 지상주의, 성과주의, 경제주의, 애국주의 등에서 찾는 담론의 형성은 한국 과학기술정책의 문제점을 보다 근원적인 차원에서 지적하고 개선해가도록 하는 데 도움이 될 수 있다.

하지만 박정희 패러다임의 유산이라고 보기에는 자칫 논문 조작 사건이 선진국에는 없는데 유독 박정희 시대의 유산을 청산하지 못한 한국과 같은 후진국에서만 일어난다는 오해를 불러일으킬 수 있고, 논문 조작을 한국적 특수성과 강력하게 결합시키는 것은 사실과도 부합하지 않고, 실천적으로도 그다지 바람직하지 않다는 견해도 있다.[42] 또한 민주화 정부에서 일어난 사건으로서 박정희 유제로 치부하기에 앞서 민주화의 정치적 공간과 사회적 모습이 황우석 사건의 중요한 토대가 되었다는 점을 강조하면서 민주화 시대의 민주주의에 대한 성찰이 필요하다는 주장도 있다.[43]

3. 집단적 감성 내지 사회기술적 상상이 낳은 산물

서구의 많은 나라에서도 유명한 과학자들에 의한 논문 조작사건이 종종 일어나지만 황우석 사건에서와 같이 비행과학자를 집단적으로 옹호하는 경우는 찾아보기 어렵다. 논문 조작사실이 드러났음에도 불구하고 열광적으로 옹호하고 지지하는 현상인 황우석 증후군 내지 황우석 신드롬이 집단적으로 일어난 배경이 무엇인가에 대해서 다양한 분석이 가능하다.

먼저 황우석은 과학을 이용하여 '잘못된 희망'을 불러일으켰다는 분석이다. 먼저 난치병환자, 장애인들이 줄기세포 이식을 통해 회복될 수 있다고 주장하였다. 공개방송에서 오토바이로 하반신 마비가 된 가수를 일으켜 세울 수 있다고 하거나, 목사의 아들을 일으켜 세울 수 있다고 말하였다. 또한 국익론을 내세운 그는 경제효과에 대한 잘못된 희망을 심어주었다. 과학의 일반적

---

42) 이영희, 앞의 논문, 43면.

43) 서이종, 과학정치적 시각으로 본 황우석 사태: 황우석의 과학정치의 성격과 특성, 2006년 한국과학기술학회 후기 학술대회, 127면.

믿음을 넘어 실체가 불분명한 복제과학에 대한 믿음과 2000년대 경험한 민족적 자신감이 과학의 본질마저 왜곡하였으며, 황우석 증후군이라는 병리현상은 과학과 대중의 긴밀한 접촉이 상실된 상황에서 일부 과학자가 부풀려진 기대를 일방적으로 심어주어서 생긴 것이라고 분석한다.[44] 같은 맥락에서 황우석이란 한 과학자 개인의 기만이 집단적 기만으로 전염되어 대중들은 자발적으로 황우석에게 유리한 정보만을 취사선택하고 자신들의 행동을 정당화하는 집단 최면현상이 발생하게 되었다고 본다.[45]

왜 대중이 황우석을 그토록 지지했고 또 일부는 아직도 그를 지지하고 있는가에 대한 의문에서 그가 사용한 현란한 수사법이 대중을 기만하거나 현혹하기도 하였지만, 다른 한편으로 그 시대 대중의 요구에 맞게 그가 응답하였다고 분석하기도 한다.[46] 황우석이 열연하였던 '먹여 살릴 능력 있고 강력한 아버지' 같은 인물은 대중으로부터 크나큰 지지를 얻어낼 수 있었다고 한다.[47] 그러므로 '난치병 환자를 구한다', '새로운 성장동력', '세계적인 과학자'라는 미래형 이미지는 '논문을 조작하였다', '연구윤리를 위배하였다'는 사실보다 더 강력한 감성을 가질 수밖에 없었다. 이러한 집단적 감성은 2005년 논문 조작사실이 밝혀진 이후에도 2009년 10월 황우석 사건의 제1심판결이 진행되는 중에도 그의 지지자들은 법원에 선처를 요구하는 탄원서를 제출하였던 사실에서 볼 수 있다. 일부 학자는 '국민적 사회기술적 상상'이라는 용어를 사용하여 집단적 감성을 설명하고 있다. 황우석 사건 이전부터 형성되어 있었던 '과학기술의 발전이 곧 국가경쟁력 향상과 경제성장을 가져온다'는 단선적인 기술개발 논리와 아직 초기 개발상태에 있는 미결정의 새로운 생명공학기술에 대한 열정적인 기대와 지지가 결합함으로써 국민적 사회기술적 상상

---

44) 강신익, 황우석 사태를 통한 한국의 과학문화 진단, 역사비평 통권 74호, 2006, 136면.
45) 최종덕, 기획적 속임과 자발적 속음의 진화발생학적 해부, 「황우석 사태로 보는 한국의 과학과 민주주의」, 민주사회정책 연구원 주회 토론회 자료집 참조.
46) 물론 대중의 요구의 건전성과 대중의 요구에 대한 응답의 진정성이 검토되어야 하지만, 황우석 사건으로 배울 수 있는 점은 그간 지식인이 대중의 요구에 너무 무심하였다는 점도 지적하고 있다. 홍석영, 앞의 논문, 252면.
47) 천정환, 황우석 사태의 대중현상과 민족주의, 역사비평 통권 77호, 2006년 겨울, 400면.

(national sociotechnical imaginaries)을 형성하였다고 한다.48)

한편으로 여러 가지 역사적 상황으로 인해 한국인들에게 뿌리깊게 각인되어 있는 '한'의 정서로 설명하는 견해가 있다. 황우석 사건에서 한편으로 이러한 '한'의 정서가 강력한 민족주의 및 애국주의 정서와 결합되었고, 다른 한편으로는 비주류 황우석에 대한 연민 또는 연대의식의 정서가 결합하였다고 보았다. 황우석이 사용한 애국주의적 연설, 예를 들어 "과학에는 국경이 없지만 과학자에게는 조국이 있다"거나 "쇠젓가락을 이용하는 한국인의 섬세한 손 덕분에 줄기세포 추출에 성공하였다"는 말이 애국적인 정서를 바탕으로 하였고, 애국주의적 정서에 기반하여 확산되었던 황우석 지지현상은 민족주의 정서를 업고 월드컵 때마다 등장하였던 붉은 악마의 성공적인 대중동원과 유사하였으며, 언론은 여기에 편승하여 이러한 정서를 확대 재생산하는 데 기여하였다고 분석한다.49) 같은 맥락에서 국익을 강조하면서 애국적 국민의 정체성을 확인하고자 하는 황우석 지지자들의 대중행동의 기저에는 지도자와의 동일시를 통해 자신의 자존심을 충족하고자 하는 '민족적 나르시즘'과 같은 대중심리가 자리잡고 있다고 분석하는 견해도 있다.50)

4. 저널리즘의 기능부재 산물

저널리즘이 자신의 선호태도와 감정에 따라 가치와 사실을 선택하여 논증을 구성한다면, 가치와 사실은 개인의 선호태도와 감정을 정당화하고 일반화하기 위한 수단에 불과하게 되며, 이들은 자신의 목적을 성취하기 위한 수단으로 서널리즘의 소비자들을 다룰 수 있다고 한다. 더 나아가 국익이나 공익등의 이념만을 가치불변의 원칙으로 설정하고 사건이나 사실들이 이들 가치

---

48) 줄기세포에 대한 사회기술적 상상은 가시적인 상업적 성과가 부재함에도 불구하고 국가 경쟁력 강화, 경제성장, 난치병 질병극복 등의 미래의 기대를 생산함으로써 그 가치를 인정받게 되었다고 한다. 김명심, 앞의 논문, 190면.

49) 이영희, 앞의 논문, 40면.

50) 전규찬, 공통이익 보호, 민주언론 책임의 실패; 황우석 사태를 통해 본 한국 저널리즘의 한계, 김세균, 최갑수, 홍성태 편, 「황우석 사태와 한국 사회」, 나남출판사.

를 실현하는 데에 대한 기여도만을 중심으로 재구성할 때 사건의 왜곡이 발생할 수 있다고 한다.[51] 이러한 저널리즘의 기능부재, 왜곡의 산물로서 발생한 것이 황우석 사건이라는 주장이며, 특히 생명과학기술에 대한 국민들의 인식이나 태도는 언론의 보도 내용에 따라 달라질 수밖에 없는데 보도 내용이 사실과 다르다거나 일방적인 주장만을 크게 부각시켜 정확한 판단 자료나 내용을 모르는 일반인의 윤리적 판단을 오도하였다는 비판에 대한 책임을 져야 하는 것이다.[52]

황우석 사건에서 언론의 책임을 거론해야 할 부분으로서 생명윤리의 관점에서 체세포줄기세포 연구의 경우 생명윤리관련 논쟁에 대한 역사와 과정을 제대로 소개하지 않고 단순히 결과만을 제시함으로써 사회적 합의에 이르는 통로를 왜곡시킨 점, 일부 유명과학자의 견해나 발언에 지나치게 의존하면서 우리 사회의 다양한 관점을 드러내는데 실패한 점, 논쟁에 가담한 여러 집단의 다양한 이해관계가 제대로 밝혀지지 못한 점 등이 지적되었다. 일부 학자들은 황우석 사건은 막바지에 이른 방송과 신문이 주도한 사건으로서 기회주의적 미디어의 사태, 신화기계적 저널리즘의 사태였으며, 총체적 무능을 드러낸 한국 저널리즘 때문에 비롯된 불행이면서 또한 저널리즘의 정당성 위기를 더욱 심화시킨 결정적 계기로서 작용하였다고 분석하고 있다.[53] 그래서 황우석 사건을 거치면서 저널리즘의 철학적 반성을 넘어서 저널리즘은 항상 정확한 과학적 사실에 근거한 합리적 판단의 메뉴를 제공하고, 공개적 발언과 소통, 대화의 매개역할을 충실하게 수행해야 한다는 책무를 재차 강조하고 있다. 즉, '이것은 옳다'라고 말할 수 있는 능력으로서 '판단의 자질'이 폭력에 의해, 선전에 의해 방해받아서는 안 된다는 점을 말하며, 미디어의 책임, 저널리즘의 존재의미, 기자의 윤리를 다시 회복해야 한다는 점을 황우석 사건이 재

---

51) 문종대, "한국저널리즘의 빈곤: 철학적 반성의 모색, - 황우석 사태, 저널리즘, 그리고 한국 사회 -",「한국언론학회 세미나」, 2006.2.23, 34면.

52) 맹광호, 생명윤리와 소통의 문제; 황우석 스캔들에서 얻은 교훈, 생명윤리 제8권 제1호, 2007, 8면.

53) 전규찬, "신화와 선전에 의한 합리적 소통의 억압", - 황우석 사태, 저널리즘, 그리고 한국 사회 -,「한국언론학회 세미나」, 2006.2.23, 25면.

인식시키고 있는 것이다.54)

Ⅳ. 탈 황우석 사건을 위한 담론과 변화

황우석 사건의 정확한 원인 분석 없이 올바른 해결방안을 찾기는 어렵다. 분석은 그 결과, 정책을 만든다고 한다. 앞에서의 황우석 사건의 원인 분석과 관련된 담론은 변화를 요구하는 생산적인 대안 내지 대책들을 제시하고 있으며, 실제 연구윤리의 확립 부분에서 그리고 난자 공여와 관련된 생명윤리법 개정에서 일부 변화를 찾아 볼 수 있다.

1. 연구윤리 확립을 위한 변화

(1) 연구윤리 확립을 위한 지침 마련

연구윤리에 대한 문제제기는 개인 일탈의 문제로 우선 접근한다. 연구의 충실성(integrity)을 확보하기 위한 논의와 실천의 의미를 가지며, 충실성이라 함은 절차적 투명성과 내용적 정직성을 포괄하는 개념에 해당한다.55) 연구윤리가 포괄하는 범주로서 과학 연구의 과정에서 정직하게 충분한 주의를 기울여 충실한 연구를 수행했는지, 아니면 의도적인 속임수, 부주의, 자기기만 등으로 인해 부적절한 연구결과를 산출했는지를 검토한다. 그런데 과학 연구가 개인 차원에서가 아니라 중·대규모 연구팀을 단위로 이루어진다는 연구수행 형태를 고려하면 과학 연구로부터 발생 가능한 위험의 통제문제는 더 이상 개인직인 문제일 수 없다. 따라서 과학 연구에 대한 통제는 연구자 개인에게만 맡겨질 수 없고, 전문가 집단에 의한 객관화된 윤리적 통제, 나아가 국가의 법률적 통제가 불가피한 부분이 있다. 연구부정행위에 관한 윤리적·법률적 통제도 바로 여기에 해당한다.

---

54) 위의 논문, 22면.

55) 송성수, 김석관, 연구윤리의 쟁점과 과제, 혁신정책 Brief 통권 제9호, 과학기술정책연구원, 2016.1, 7면.

황우석 사건 직후 교육인적자원부는 2006년 9월 28일 학계대표 17인과 정부측 관계자로 구성된 '연구윤리확립추진위원회'를 공식출범시켰다. 2007년 4월 26일 '연구윤리 확립을 위한 권고문'을 확정 발표하였는데, 이에는 연구윤리의 중요성, 관계기관에 국제수준의 연구윤리지침을 마련할 것, 연구윤리교육프로그램을 개발하여 실시할 것, 정부는 행정적·재정적 지원을 통하여 연구윤리정착 활동을 유도할 것들이 포함되었다. 교육인적자원부의 권고문에 이어 과학기술부가 2007년 2월 8일 훈령 제236호 '연구윤리 확보를 위한 지침'을 제정하였고, 이 지침에 따라 각 대학이나 학회는 연구윤리규정과 연구윤리진실성위원회 등을 만들었다. 한국과학기술단체 총연합회는 한국과학기술한림원, 한국공학한림원, 유네스코한국위원회와 공동으로 윤리강령을 정비하는 작업을 전개하여 2007년 4월 20일에 '과학기술인 윤리강령'을 제정하여 공표하였다. 윤리강령은 과학기술인이 자신의 사회적 책임을 인식하고 국내 관련 법령 및 국제적으로 통용되는 원칙을 성실히 준수할 것과, 특히 날조, 변조, 표절, 중복발표와 같은 부정행위를 배격할 것 등의 다짐을 담고 있다.[56]

하지만, 이러한 지침들은 연구윤리를 확보하기 위해 적극적인 활동을 규정하고 있기보다는 연구부정행위에 대한 제보가 있을 때 이를 처리하는 과정을 규정하고 있어서 소극적이라는 비판이 있다.[57] 2012년, 2013년, 2014년 교육과학기술부는 '연구윤리확보를 위한 지침'을 일부 개정하여 시행하고 있다. 2015년 11월 개정된 지침의 내용은 교육부 사업 연구수행자의 연구윤리 교육을 의무화(제8조)하고 '부당한 중복게재'를 연구부정행위 유형에 새로이 추가하고 '표절'과 '부당한 저자 표시'를 세분화하여 서술하였다.

(2) 과학의 신뢰를 회복하기 위한 노력

연구윤리를 위반하는 사례는 일어날 수 있다. 황우석 사건 이후에도 굵직한 논문 조작사건들은 여전히 존재하고 있다. 2008년 김태국 한국과학기술원

---

56) 최경희, 김은철, 송성수, 과학기술단체의 윤리강령과 한국의 사례, 공학 교육 연구 제12권 제1호, 2009.3, 90-91면 참조.
57) 김길수, 연구윤리정책을 위한 정책방향에 관한 연구, 디지털융복합연구, Vol. 12, NO.9, 2014.

생명과학과 교수의 사이언스에 게재된 논문의 위변조 사건, 강수경 서울대 수의과대 교수의 줄기세포 논문의 연구 조작 확인사건 등을 보면 황우석 사건의 교훈의 의미가 퇴색하는 것 같다. 연구윤리가 제대로 이행되고 있는가 하는 문제는 결과만을 놓고 판단할 수 없다. 연구계획서의 작성 단계에서부터 진행 과정, 그리고 결과물의 산출에 이르기 까지 모든 과정에서 연구윤리가 준수되고 있는가를 따질 필요가 있다. 연구결과의 출판에서도 학술지에 논문을 발표하는 경우 실질적인 기여 정도에 따라 공로를 합당하게 배분하고 이에 따라 저자 표시(authorship)를 하는 것 특히 대학원생이나 박사후 연구원과 같은 소장연구자들에 대해 정당한 공로를 인정하는 것 등을 제대로 준수하였는지 확인하여야 한다.

과학의 신뢰를 유지하기 위해서는 연구부정을 경계하고 사후에 어떻게 처리하느냐의 문제는 중요하다. 또한 이에 못지않게 연구부정의 배경이 될 수 있는 환경을 개선하고 그릇된 일탈을 미리 예방하는 문제도 중요하다. 정직하지 않은 과학자는 영원히 추방된다는 과학계의 불문율을 수립하고 언론이 아닌 과학계 내부의 검증을 통해 업적을 인정받는 전통이 확립되어야 한다.58) 로버트 머튼은 과학계에는, 과학의 모든 명제는 보편적인 기준으로 평가하고 과학은 계급, 경제, 보상에 연연하지 않고 지식 그 자체를 위한 것이며, 과학의 결과는 공동체에 속한다는 내부 규범이 있다고 말한다. 이러한 규범이 작동되는 한, 연구부정은 과학의 자정 기능에 의해 필연적으로 발견될 수 있으므로, 이러한 규범이 작동될 수 있도록 과학의 자율규제 시스템을 구축하여야 한다. 이를 위해 업적주의에 시달리는 과학의 현실에서 과학자들이 과학부정 행위의 유혹에 넘어가지 않을 수 있도록 확고한 직업윤리에 대한 교육이 필요한 것이다.59)

---

58) 강신익, 황우석 사태를 통한 한국의 과학문화 진단, 역사비평 통권 74호, 2006, 142면.
59) 김환석 교수는 과학자 사회의 직업윤리를 설계 확립할 때 중요한 점은 머턴이 지적한 목표/기회 간의 심각한 괴리가 생기지 않도록 세심하게 배려하여 정하여야 한다고 말한다. 김환석, 과학부정행위의 구조적 원인, 과학기술학 연구 7권 2호, 2007, 18면.

2. 생명윤리법의 개정과 그 변화

황우석 연구팀은 여성의 난자를 사용하는 연구계획서의 설계 시에 난자를 공여하는 여성들에게서 발생할 수 있는 위험이나 부작용에 대해 충분히 고려하지 않았다. 그리고 적절한 난자채취시점을 넘겨서 과배란 유도제를 투여하거나 이전 시술에서 이미 난소과다자극증후군을 경험한 환자에게 과배란 유도제를 오히려 증량 투여한 경우가 있었음이 밝혀졌다. 난자채취기관은 과배란 환자에 대한 소극적이고 사후적인 치료만을 하였을 뿐, 동의 과정에서 후유증에 대한 충분한 정보를 제공하지 않았으며, 후유증이 발생했던 환자에 대하여 재차 난자를 채취하는 등 후유증 발생에 대한 사전적 고려가 미흡하였고, 과배란 후유증 환자에 대하여 IRB에 보고의무도 수행하지 않았다는 점에서 윤리적으로 문제가 있다. 특히 한양대학교 IRB는 연구계획서 심의과정에서 난자 공여자에 대한 복지 및 건강보호조치에 대해 제대로 확인, 점검하지 못하였다는 점에서 윤리적으로 문제가 있다. 결국 연구계획 당시부터 과배란 증후군 환자에 대한 사후적인 조치에 이르기까지 난자를 제공하는 여성의 건강 및 복지에 대한 체계적인 고려가 없었다.[60]

또한 난자를 제공받은 황우석 연구팀에서는 일부 연구원의 실험노트 외에 난자 수급 기록, 사용 기록, 폐기 기록 등을 체계적으로 기재한 흔적을 찾을 수 없고, 제공받은 난자에 대한 기록이 누락되어 있는 등 난자에 대한 관리가 제대로 이루어지지 않았다. 난자 역시 장기와 마찬가지로 인체로부터 유래된 것이며, 잠재적인 인간 존재로의 존중을 받는 배아를 생성하는 한 부분체로서 보호와 관리의 대상이 되어야 함에도, 이를 도외시한 연구팀의 윤리의식과 이를 바탕으로 이루어진 처리절차에 심각한 문제가 있었던 것으로 판단된다.[61]

2005년에 제정 시행된 생명윤리 및 안전에 관한 법률은 황우석 사건 이후 2008년 6월 5일 개정되었다. 개정 내용은 난자 제공자의 건강확보 관련(법 제

---

60) 국가생명윤리심의위원회, 황우석 사건의 윤리문제에 대한 보고서, 2006, 26면.
61) 이인영, 생식세포, 배아에 대한 쟁점사항 및 입법논의, 의료법학회지 제17권 제2호, 2009, 참조.

15조의2부터 제15조의4까지 신설) 규정과 줄기세포주의 관리·이용(법 제20조의2부터 제20조의4까지 신설)에 관한 규정을 신설하였다. 난자를 채취하는 배아생성 의료기관은 난자채취 전에 난자 제공자에 대하여 건강검진을 실시하고, 대통령령으로 정하는 빈도 이상의 난자채취를 제한하며, 난자 제공자에게 보상금 및 교통비 등 보건복지가족부령으로 정하는 항목의 실비보상을 할 수 있도록 허용하였다. 즉, 배아생성 의료기관은 보건복지가족부령으로 정하는 바에 따라 난자의 채취 전에 난자 제공자에 대하여 건강검진을 실시하여야 한다. 배아생성 의료기관은 보건복지가족부령으로 정하는 건강기준에 미달하는 자로부터 난자를 채취하여서는 아니 된다. 또한, 배아생성 의료기관은 대통령령으로 정하는 빈도 이상으로 동일한 난자 제공자로부터 난자를 채취하여서는 아니 된다. 배아생성 의료기관은 난자 제공에 필요한 시술 및 회복에 소요되는 시간에 따른 보상금 및 교통비 등 보건복지가족부령으로 정하는 항목에 관하여 보건복지가족부령으로 정하는 금액을 난자 제공자에게 지급할 수 있다. 또한 줄기세포주 관리의 경우 줄기세포주를 수립하거나 수입한 자는 보건복지가족부장관에게 등록하도록 하고, 질병의 진단·예방 또는 치료를 위한 연구 등의 목적으로 그 줄기세포주를 이용할 수 있도록 허용하였다.

2012년 2월 1일 전부개정을 통해서 배아 및 유전자 등에 관한 생명과학기술 분야에 한정되어 있는 생명윤리정책의 영역을 확대하여 인간 및 인체유래물에 관한 연구에 대해서도 생명윤리 및 안전기준을 적용함으로써 연구대상자 등의 권리와 건강을 보호하고, 국가 및 기관생명윤리위원회 등 생명윤리 인프라 확대를 위한 법적 근거를 강화하였다. 단성생식배아 연구도 체세포복제배아 연구와 동일한 수준으로 규제하는 규정을 두었고, 배아생성 의료기관에서의 배아 보존기간은 5년 이하를 원칙으로 하되, 항암치료 등을 위한 경우에 대한 예외를 규정하였다.

3. 탈 황우석 사건을 위한 담론과 과제

(1) 과학자 사회 내부의 민주화, 소통

황우석 사건은 과학 만의 문제가 아니라 거시적 차원의 정치적 결정구조의 문제와 지식의 근본적인 분배문제와 관련된다. 과학기술이 국가와 자본의 영향력과 무관하게 발전하지 않는다면 그리고 사회적 이해관계와 동떨어져 발전하는 중립적인 영역으로 과학의 표상이 유지될 수 없다면 과학기술과 관련된 공적 의사결정이 전문가 집단의 전유물로 남겨져서는 안된다. 과학기술이 민주적 정치과정 속에서 다루어져야 하고, 공적 의사결정 역시 실질적인 시민참여에 기반한 정책결정과정으로 이루어져야 할 것이다. 오늘날 주요국가들은 실제 정책과정에서 공중의 참여를 증진시킴으로써 공공정책의 민주적 정당성을 확보하고 공적 소통과 개입을 강조하는 정책을 채택하고 있다. 과학기술에 대한 경제주의적, 국가주의적, 민족주의적 시각에서 벗어나 과학기술 현상을 더 넓게 전 지구적 관계에서 바라볼 필요가 있다.[62]

과학자 사회 내부의 민주화가 이루어져야만 외부로부터 과학자 사회의 건전한 작동에 대한 신뢰가 생기게 된다. 바람직한 과학기술사회를 맞이하기 위해서 황우석 같이 특정 과학자를 골라 '국민적 영웅'으로 만드는 것은 매우 위험한 일이다. 기본적으로 과학자에 대한 인정과 보상은 외부의 평가에 의해서가 아니라 그의 연구성과와 모범적 과학실천에 대한 과학자 사회 내부의 평가에 의해서 자율적으로 이루어지는 것이 필요하다.[63]

과학과 과학자 사회에 대한 소통 그리고 대중과의 소통의 중간다리의 역할을 해내야 하는 것이 인문학과 사회과학 분야의 학자들의 임무라고 할 수 있다. 인문학이 과학적 사실에 관한 담론의 생산을 담당할 뿐 아니라 이러한 담론들을 전달하고 소통하는 실천적 역할을 해야 한다. 황우석 사건에서 인문학과 사회과학이 반성해야 할 것은 그와 같은 담론들의 네트워킹에 제대로 역할을 하지 못했다는 것이다. 앞으로 제2, 제3의 황우석 사건이 발생하지 않게

---

62) 김종영, 앞의 논문, 108면.
63) 김환석, 앞의 논문, 254면.

하기 위해서는 과학 연구의 기술적 한계와 사회적 책임을 고려하는 과학자와 사회문화적 영향을 걱정하는 사회과학자, 정치적 의도를 비판하는 정당과 시민사회단체, 그리고 생명의 가치를 고민하는 인문학자와의 네트워크, 그리고 이렇게 강화된 조직을 통한 대중과의 소통이 남겨진 과제라고 할 수 있다.[64]

(2) 체세포복제배아 연구에 대한 재검토, 깊은 성찰

황우석 사건이 일어난 직후의 반응 중 "이번 논문 조작은 개인의 실수이다. 난자의 비윤리적 확보가 있었지만 이러한 이유로 줄기세포 연구나 생명공학 연구가 중단되어서는 안된다. 생명공학에 대한 국가의 투자는 필요하며 지속되어야 한다"라는 주장들이 있다. 이러한 인식은 아직도 과학정책을 수립하는 전문가들 사이에 존재하고 있다. 연구윤리를 확립하기 위해 규제조치를 취하고 난자 수급이 가능하게 위해서 난자 공여와 관련된 규정을 만드는 것으로 정책의 가닥을 잡고 있는 현실이다.

그런데 체세포복제배아줄기세포 연구의 경우 환자 한명을 치료하는데 수십개의 난자를 써야 한다. 앞으로 사용하는 난자의 수를 대폭 줄일 수 있다고 하더라도 난자를 써야 한다는 사실 자체는 달라지지 않는다. 논문 조작이 쟁점으로 부각되기 이전까지 우생학적 인간유전공학의 위험, 난자의 사용이 여성건강과 인권에 미칠 영향, 난치병 치료에 대한 강조로 인해 장애인이 동등한 사회주체이기보다는 의료의 대상으로 인식되는 문제, 세포치료로 대표되는 개인맞춤형 의료가 의료의 상업화와 불평등을 심화시킬 가능성 등의 이슈가 제기되었다. 이러한 문제로 인해 실제로 질병치료에 실용화될 수 있는지 또는 득허나 줄기세포 등록 등의 이슈로 원천기술의 유무에만 관심을 가질 것이 아니라 보다 근본적인 물음들, 즉, 줄기세포 그 자체의 연구 허용여부 및 정부 투자 형태에 대한 재검토가 필요한 것은 아닌지에 대해서 성찰의 시간이 필요하다.

---

64) 강신익, 앞의 논문, 138면.

V. 결론

황우석 사건은 커다란 충격과 논쟁을 불러일으킨 사건답게, 뒤늦게 다양한 성찰의 담론을 생산하게 한 계기를 만들었다. 그 시대의 황우석 사건을 키우게 하는 원인들을 알아내어 다시는 그러한 원인들이 제2, 제3의 황우석을 키우지 않도록 원인을 제거하는 노력과 실천이 필요한 때이다. 여전히 남아있는 과제가 많다. 연구윤리의 확립 부분에서 그리고 난자 공여와 관련된 생명윤리법 개정에서 일부 변화를 찾아 볼 수 있지만, 과학의 반성은 짧았다는 자성의 목소리는 여전하다고 할 수 있다. 과거의 황우석 사건이 정치, 산업, 경제, 이데올로기, 언론 등의 다양한 사회세력들의 각각의 이해관계의 연결이라는 동맹으로 태동되었다고 본다면, 현재에서 다시 본 황우석 사건은 그 동맹의 네트워크를 다면적으로 이해하고 제대로 된 소통의 연결망을 가진 올바른 동맹으로 복원하도록 해법을 찾아가고 실천할 수 있는 기회를 만드는 것이어야 할 것이다.

황우석 사건 이후 한국의
생명윤리와 연구윤리

김 옥 주

황우석 사건 이후
한국의 생명윤리와 연구윤리

김 옥 주

(서울대학교 의과대학 인문의학교실)

I. 들어가는 말

2005년과 2006년의 황우석의 줄기세포 조작사건은 한국의 연구윤리 역사에 획을 긋는 사건이었다. 황우석 사건은 줄기세포 연구윤리를 넘어 광범위한 문제를 제기하였다. 황우석의 연구는 과학적 데이터의 조작뿐 아니라 생명윤리의 문제, IRB의 문제, 연구원 착취 문제, 난자 문제, 연구비 유용의 문제, 연구자를 둘러싼 네트워크의 문제 등 거의 연구윤리 문제의 총집합이라고 할 수 있을 만한 문제들을 야기하였다. 특히 2,000여개가 넘는 난자의 취득은 여성의 건강 문제와 여성 몸의 착취 가능성을 제기하였다. 황우석 사건은 한국의 과학자 사회뿐 아니라, 일반 국민, 그리고 세계 과학계가 놀랄 만한 심각하고도 복잡한 사건이었다. 이는 또한 한국 연구윤리, 연구 거버넌스 문제의 심각성을 적나라하게 노출한 것이기도 하였다. 황우석 사건이 제기한 문제들을 해결하고 앞으로 나아가기 위해 정치인, 과학계, 정책입안자 등 다양한 분야에서 노력을 해왔다. "역사에서 배우지 못하는 자는 이를 반복할 수밖에 없다"는 산타야나의 경구를 새겨, 인간존엄성의 손상과 한국 생명과학에 대한 국제 사회의 불신, 과학발전의 퇴패라는 높은 대가를 치루는 일을 반복하지 않기 위해서이다.

Ⅱ. 황우석 사건과 생명윤리·연구윤리 문제의 제기

줄기세포 연구 초기부터 한국 사회는 줄기세포 연구를 둘러싼 윤리적, 법적 논쟁이 있었다. 줄기세포의 기원이 다양한 만큼 그것이 제기하는 윤리문제도 다양하였다. 성체줄기세포 연구는 세포의 취득과정에서 기증자의 동의 문제가 주를 이루며, 임상에 적용할 때 임상 연구 윤리기준을 따르는 것이 핵심 과제가 된다. 배아줄기세포 연구는 배아가 연구의 수단으로 이용될 수 있는가, 생명의 기관은 무엇인가, 배아의 도덕적 지위는 무엇인가의 문제와 연결되어 있다. 복제배아를 이용한 연구는 인간 개체의 복제 가능성을 높여 더욱 심각한 윤리문제를 제기한다. 한국 사회에서는 1998년 복제 양 돌리의 탄생 이후 줄기세포 연구에 대한 논쟁이 끊이지 않았으며, 사회 각계의 합의에 도달하기 전에 2005년 생명윤리 및 안전에 관한 법률(이하 '생명윤리법'으로 표기)이 시행되어, 인간체세포복제배아 연구의 길을 터 놓았다.

황우석 전교수는 2004년의 논문을 통해 체세포핵이식을 통해 복제한 배아로부터 줄기세포를 추출하는 연구를 성공하였다고 발표했다. 이에 대해 한국 사회는 열광과 우려가 뒤섞인 반응을 보였으나, 생명윤리학자들은 인간 난자가 윤리적으로 적절하게 구득된 것인지, 기관윤리위원회의 감독이 적절하였는지, 저자표기는 적절한지, 인간 배아복제가 정당한지 등에 대해 문제제기를 하였다. 국제 사회 또한 242개의 난자가 어떻게 획득되었는지에 대해 놀라움을 표시하며, 이렇게 많은 난자가 오직 한 개의 줄기세포를 수립하기 위해 사용되었다는 점을 주목하였다. 2005년, 황우석 전교수는 다음 논문을 통해 185개의 난자에 다양한 환자의 체세포를 이식하여 11개의 환자맞춤형 줄기세포를 수립하였다고 발표했다. 유엔 등 국제 사회는 이 연구로 인해 여성 몸이 착취될 가능성에 대해 우려를 표시하였으나, 국내에서는 소수만이 우려를 표하였을 뿐 대다수는 환영의 찬사를 보냈던 것이다.

황우석 전교수의 신화는 2005년 11월 난자의 수급이 비윤리적일 것이라는 의혹이 제기되면서 금이 가기 시작했다. 한 언론사를 통해 2005년 논문이 연구부정행위가 있을지 모른다는 의혹이 제기 되자 이 문제는 국가 전체의 문제로 확대되었다. 대통령부터 과학자, 정치인, 언론, 일반 국민들이 이에 대해 발언하며 어떤 식으로든 개입하게 되었던 것이다. 2005년 12월 15일 구성된 서울대학교 조사위원회가 밝힌 바에 따르면 황 전교수는 과학 데이터의 날조뿐 아니라 연구윤리의 위반이 많았다. 사용된 난자는 2,000여개를 넘었으며, 이들 난자는 브로커나 논문 공저자인 불임시술의사, 황 전교수의 학생 등으로부터 수집된 것이었다. 난자 기증자 가운데에는 돈이 필요해서 매매했던 가난한 여성들과 결혼하지 않은 젊은 여성, 난치병 환자의 가족이 있었고 소수의 자발적 기증자도 있었다.

또한 황우석의 줄기세포 조작사건에 대한 의혹이 시작되었을 때, 한국 사회에서는 연구부정행위에 대한 개념도, 이에 대한 대처방안 조차도 없었다. 서울대학교에서 황우석의 연구부정행위를 조사를 하려고 했을 때 이를 조사할 기구도 없었을 뿐 아니라 어떠한 기준과 어떠한 절차로 조사를 해야하는지에 대해서 알지도 못하였다. 또한 학내에서 연구윤리라는 개념조차 없었기 때문에 연구윤리 교육은 전혀 이루어지지 않고 있었다.

기본적으로 황우석 사건은 한국의 과학 연구 거버넌스가 취약하다는 것과 바람직한 연구수행에 관한 토대가 취약한 성과중심의 연구문화의 한계를 보여준 것이었다. 황우석 사건으로 충격을 받은 한국 사회의 과학자와 언론인, 정책입안자 등 다양한 그룹은 우리 사회에서 연구의 진실성과 연구윤리, 생명윤리의 개념조차 없이 결과와 성과만을 강조하던 학계와 연구정책에 대해 처음부터 근본적인 성찰을 다시 하지 않을 수 없었다. 황우석 사태 이후 최근까지 전개된 법규의 개정과 변화는 과학계의 대형 연구부정행위에 대한 사후약방문과 같은 것이었으며 앞으로 일어날 여러 문제들을 미리 내다보고 종합적인 대안을 제시하는 것은 아니었다.

2005년 시행된 생명윤리법은 황우석이 체세포복제배아줄기세포 연구를 독점하고 정당화하는 역할을 했고 연구자의 부정행위를 방지하거나 연구자들이 윤리적인 연구행위를 하도록 육성하는 데에 도움이 되지 않았다. 한국의 생명윤리법은 생명윤리 교육 또는 연구의 모니터링과 같은 생명윤리 거버넌스를 구축하는 장기 계획에 대한 아무런 규정도 없었기 때문이었다. 그러나 다른 한편으로는, 황우석 사건이 발생한 이후에 생명윤리법은 난자 매매 금지에 대한 처벌을 하는 데에 법적 근거가 되었으며, 그 외에 생명윤리법 위반의 검찰 조사에 대한 명백한 법적 근거를 제공하였다. 또한, 생명윤리법에 의해 설립된 국가생명윤리심의위원회는 생명윤리와 관련해 황우석이 위반한 내용에 대한 조사와 법 개정을 포함한 후속 대책을 수립하고 국가 차원에서 생명윤리 거버넌스를 재 구축할 수 있는 근거를 마련하였다. 만일 생명윤리법이 없었다면, 한국 사회는 황우석 사건에 대응하고 이후 윤리 거버넌스를 개선할 수는 없었을 것이다.

Ⅲ. 황우석 사건과 국제 사회의 비판

세계적인 과학 학술지인 '사이언스'를 연구부정행위 논문으로 두번이나 농락하여 전 세계를 충격으로 몰아넣은 황우석 사건은 2007년 미국과 유럽 연합, 일본 등의 정부 부처, 사이언스, 네이쳐 등의 학술 저널 등이 한 자리에 모여서 세계적인 연구부정행위에 대한 분석과 향후 대책을 논의하는 <세계연구윤리학회>를 개최하도록 만든 계기가 되었다. 이 자리에서 비엔나의 한 학자는 황우석 게이트는 과학자 한 개인의 부도덕성에 기인하여 생긴 문제가 아니라, 한국 사회 네트워크의 부정부패로 생긴 문제로 분석하였다. 대통령, 정치인, 언론인, 학계가 한 통속이 되어 노벨상 만들기, 영웅 만들기에 혈안이 되어 연구의 윤리성을 도외시하였고 어떻게 해서든 결과만을 나오도록 만드는 한국 사회에 이렇게 대형 연구부정행위가 발생했다는 주장이다. 또한 다른 나라에서는 연구의 윤리성과 과학성을 관리 감독할 수 있는 거버넌스 구조가 확립되어 있고 의생명과학 연구자들에게 연구윤리에 대한 교육을 하며 주기적으로 업데이트 하는 교육을 하는데 한국에서는 이러한 연구윤리에 대한 거버넌스도, 교육도 없기 때문에 이러한 부정행위가 나올 수밖에 없다는 비판을 하였다. 황우석 사건을 황우석 한 개인의 도덕의 문제, 심리의 문제로 치부해 버리면 대다수의 사람들은 마음이 편해질 것이나, 그렇게 하면 현실은 하나도 나아지는 것은 없다. 부정행위자 개인의 부도덕의 문제는 물론 있지만, 그러한 대형 게이트가 벌어지게 된 것은 명확히 한국 사회의 구조적 문제라고 국제사회는 비판을 하였다. 다행히 황우석 사건이 터지고 나자 서울대학교, 국가생명윤리심의위원회 등에서는 빠르게 조사하여 실상을 밝혔다. 이러한 국제사회의 비판에 대해서 10년 동안 한국의 학계와 정부, 연구자들은 진지하게 받아들이고 노력하여 한국 사회에 생명윤리와 연구윤리 거버넌스를 구축하고자 노력하였다.

IV. 황우석 사건 이후 생명윤리에서의 변화

1. IRB 제도의 도입과 정부의 지원

전무후무한 스케일의 생명윤리와 연구윤리 위반으로 황우석 사건은 한국의 생명과학 연구, 특히 줄기세포 연구에 매우 부정적 영향을 미쳤으며 생명과학 연구에 대한 사회의 신뢰 기반을 무너뜨리고 연구를 상당히 후퇴시켰다. 그러나 역설적이게도 바로 그 점 때문에 황우석 사건은 한국의 생명윤리와 연구윤리를 급속히 발전시키는 중요한 계기를 제공하였다.

단적인 예를 들자면, 2002년 세포응용연구사업단 윤리위원회(위원장: 박은정 서울대 법대 교수)에서는 세포응용연구사업단에서 연구비를 지원받는 사업단 소속의 줄기세포 연구자들이 지켜야할 연구윤리지침을 만들고 사업단에서 지원받는 연구계획을 모두 심사하여 윤리적인 문제가 없는지 검토하였다. 윤리위원회의 승인 조건 중 하나가 각 연구자가 자신이 속한 기관의 의생명과학 연구윤리심의위원회인 기간생명윤리심의위원회(IRB, Institutional Review Board)의 검토를 받고 승인서를 첨부해서 내는 것이었다. 그러나 2002년 당시는 2001년 약사법에 의한 의약품임상시험관리기준(KGCP, Korean Good Clinical Practice)가 국제 수준의 ICH – GCP와 조화를 이루어 시행된지 얼마 지나지 않아, 당시 식품의약품안전청의 허가용 임상시험을 하는 병원들에서만 임상시험심사위원회라는 이름으로 IRB가 존재하고 있을 따름이었다. 당시에는 대부분의 IRB에서는 임상시험만 심의하므로 줄기세포 연구나 배아 연구에 대해서는 심의를 하지도 않았기에 대부분의 연구자들이 자신의 연구계획에 대해 IRB 승인을 받아오는 것에 난색을 표하였다.

2005년 생명윤리법의 제정으로 배아와 유전자 관련된 기관에서 IRB를 두도록 하였다. 그러나 IRB가 무엇인지 어떠한 역할을 해야하는지가 명확하지 않으며 실제로 제 구실을 못하는 상황에서 황우석 사건이 발생하였다. 황우석 사건으로 IRB에 의한 연구의 심의 감독의 미비성이 폭로되게 되었다. 연구의 윤리성을 사전에 심의하며 지속적으로 관리 감독을 해야하는 IRB에 대해 연구자 뿐 아니라 학계, 정부와 언론, 일반 국민들의 관심이 늘어나게 되었다. 황우석 사건에 대해 조사가 일단락된 이후 황우석 사건에서 드러난 생명윤리법의 미비점에 대한 보완으로 2008년 생명윤리법이 일부개정될 때 IRB의 지원에 대한 조항이 신설되어 IRB에 대한 지원과 감독을 정부가 할 수 있도록, 보건복지가족부장관이 기관생명윤리심의위원회에 대한 조사·평가, 소속 위원에 대한 교육 및 지원업무를 수행하도록 하는 조항을 신설하였다.

국내 IRB의 역량 강화를 위해 보건복지부에서는 2002년부터 존재하던 대한임상연구심의기구협의회(Korean Association of IRBs)를 2007년 복지부에서 지원하는 사단 법인 대한기관윤리심의기구협의회로 인가하여 IRB에 대한 지원을 본격화하였다. IRB 위원들을 매년 선발하여 해외연수 교육을 시행하여 IRB 전문가 양성교육 지원사업을 통해 국내에서 교육과 심의를 담당할 IRB 전문가들이 양성되었다. 이를 토대로 각 부문별, 지역별, 직능별 IRB 위원 교육이 이루어져서 국내 IRB의 장기적인 역량강화가 이루어지게 되었다.

2. 난자 제공자 보호

2005년 생명윤리법에는 그 이전까지는 규제가 되지 않고 있던 인공수정 등 배아 생성에 대한 규정을 새로 만들어 난자 등 생식세포의 매매를 금하고 있으며 배아 생성 시에 동의를 규정하고 있었다. 황우석의 연구가 가능했던 것은 아무런 규제 없이 방치되었던 불임 시술과 난자 시장이 어려운 난자채취 과정에도 불구하고 단 시간 내에 가장 많은 수의 난자를 취득할 수 있었기 때문이었다. 지금껏 이렇게 많은 난자 기증자를 모집했던 복제 연구팀은 세계 어디에도 없었기에, 유엔에서 여성의 몸 착취에 대해 우려를 표시할 만큼 그 파장이 컸다. 황우석 연구의 난자 수급에 관한 면밀한 현장 조사에 근거하여 발표된 국가생명윤리심의위원회의 결과보고서와 보건복지부의 조사보고서에서 나타난 2,000여개가 넘는 난자의 숫자와 4번 이상 난자채취를 해야했던 여성이나 부작용으로 인해 입원을 했던 여성 등은 한국 사회에 경종을 울리고 난자 제공자에 대한 법적 보호를 만드는 계기가 되었다. 2008년에 개정된 생명윤리법은 배아생성 의료기관에 대하여 난자 제공자에 대한 건강검진을 실시하도록 의무를 부과하고, 난자 채취 빈도를 제한하여 난자 제공자의 안전을 확보할 의무를 명시하였다. 또한 난자 제공자에게 보상금 및 교통비 등 보건복지가족부령으로 정하는 항목의 실비보상을 할 수 있도록 허용하여 매매가 될 수 있는 과도한 상업적인 유인을 배제하고 기증자가 소비해야하는 비용에 대한 실비 보상을 규정하였다.

3. 생명윤리 기본법으로의 확대와 생명윤리 거버넌스의 확립

2005년 배아와 유전자 부문을 규율 대상으로 하여 특수법의 성격을 가졌던 생명윤리법은 2012년 2월 1일 전면 개정을 통해 생명윤리 기본법의 특성을 갖게 되었다. 2013년 2월 2일 시행된 전부개정 생명윤리법으로 법이 제정된 지 8년 만에 모든 인간대상 연구와 인체유래물 연구는 IRB의 심의를 받는 것이 법적인 의무가 되었고 병원 뿐 아니라 각 대학, 각종 연구소에서 IRB를 설치하도록 법적인 의무가 되었다. 이렇게 한국의 생명윤리가 급속한 발전을 거듭하게 된 기본 동인은 황우석 사건이었다.

법의 적용 범위를 인간대상 연구와 인체유래물에 관한 연구로 확대하고, 그에 따라 목적, 정의 규정 및 기본 원칙 규정 등을 보완하며, IRB의 기능을 연구계획심의로부터 연구의 조사·감독, 기관의 생명윤리를 진작시키는 광범

위한 활동을 하도록 했으며, 국가적으로는 생명윤리정책에 관한 전문적인 조사 등을 위하여 생명윤리정책연구센터를 지정하도록 하여 생명윤리정책에 관한 국가 단위의 인프라를 구축하게 되었다.

우선 생명윤리법의 목적이 이전에는 "생명과학기술이 인간의 질병 예방 및 치료 등을 위하여 개발·이용될 수 있는 여건을 조성함으로써 국민의 건강과 삶의 질 향상에 이바지함을 목적으로 한다"에서 전부개정 생명윤리법은 "인간과 인체유래물 등을 연구하거나, 배아나 유전자 등을 취급할 때 인간의 존엄과 가치를 침해하거나 인체에 위해(危害)를 끼치는 것을 방지함으로써 생명윤리 및 안전을 확보하고 국민의 건강과 삶의 질 향상에 이바지함을 목적으로 한다"로 변화되었다.

생명윤리 기본법으로서 역할을 할 수 있도록 전부개정 생명윤리법은 제3조에 기본원칙을 다음과 같이 여섯가지로 천명하였다. 1) 이 법에서 규율하는 행위들은 인간의 존엄과 가치를 침해하는 방식으로 하여서는 아니 되며, 연구대상자 등의 인권과 복지는 우선적으로 고려되어야 한다. 2) 연구대상자 등의 자율성은 존중되어야 하며, 연구대상자 등의 자발적인 동의는 충분한 정보에 근거하여야 한다. 3) 연구대상자 등의 사생활은 보호되어야 하며, 사생활을 침해할 수 있는 개인정보는 당사자가 동의하거나 법률에 특별한 규정이 있는 경우를 제외하고는 비밀로서 보호되어야 한다. 4) 연구대상자 등의 안전은 충분히 고려되어야 하며, 위험은 최소화되어야 한다. 5) 취약한 환경에 있는 개인이나 집단은 특별히 보호되어야 한다. 6) 생명윤리와 안전을 확보하기 위하여 필요한 국제 협력을 모색하여야 하고, 보편적인 국제기준을 수용하기 위하여 노력하여야 한다. 이상의 내용은 2005년 10월 19일 프랑스 파리에서 개최된 제33차 유네스코 총회에서 채택된 "생명윤리와 인권 보편선언(Universal Declaration on Bioethics and Human Rights)"의 정신과 내용이 부합하는 것으로 생명윤리법이 국제적인 보편성을 가진 생명윤리의 기본법으로 자리잡게 되었음을 의미한다.

2013년 시행된 전부개정 생명윤리법은 기관 단위의 생명윤리 거버넌스를 IRB를 통해 정착하고자 하였다. 그 이전까지의 생명윤리법이 IRB의 의무를 배아와 유전자 등에 관한 생명과학기술 분야에 한정되어 있었을 뿐 아니라 연구계획서 등의 사전심의만을 담당하는 IRB의 역할과 의무를 확대하여 기관의 생명윤리에 대한 교육과 지침을 제공하고 연구의 사후 조사나 감독까지 하도록 책임을 지게 한 것이다. 그 이전에 생명윤리법에서 IRB 명칭은 '기관생명윤리심의위원회'이었으나, 전부개정된 법에서는 '기관생명윤리위원회'로 변경하여 심의 기능을 넘어선 생명윤리 거버넌스를 담당하는 조직에 맞는 이름을 부여하였다. 개정 법에 의하면 인간대상 연구 또는 인체유래물 연구를 하는 기관의 경우 기관생명윤리위원회를 설치하도록 명시하고, 기관생명윤리위원회를 하나의 성(性)으로만 구성할 수 없도록 하며, 연구자가 공동으로 이용할 수 있는 공용생명윤리위원회를 지정하고, 기관생명윤리위원회에 대한 지원을 강화하는 안을 포함하였다.

기관생명윤리위원회의 역할로는 기존의 1) 연구계획서의 윤리적·과학적 타당성, 2) 연구대상자 등으로부터 적법한 절차에 따라 동의를 받았는지 여부, 3) 연구대상자 등의 안전에 관한 사항, 4) 연구대상자 등의 개인정보 보호 대책, 5) 그 밖에 기관에서의 생명윤리 및 안전에 관한 사항을 심의하는 역할에 더하여 해당 기관에서 수행 중인 연구의 진행과정 및 결과에 대한 조사·감독 역할을 부여하였다. 또한 그 밖에 생명윤리 및 안전을 위한 활동으로 1) 해당 기관의 연구자 및 종사자 교육, 2) 취약한 연구대상자 등의 보호 대책 수립, 3) 연구자를 위한 윤리지침 마련을 부여하였다. 또한 기관생명윤리위원회를 설치한 기관은 보건복지부장관에게 그 기관위원회를 등록하도록 하고 이에 대한 평가 인증제도를 도입하고, "인증 결과에 따라 그 기관에 예산 지원 및 국가 연구비 지원 제한 등의 조치를 할 수 있다"고 하여 평가 인증 결과를 각 기관 연구자들에 대한 정부 연구비 지원과 연동하여 기관의 생명윤리 거버넌스에 대한 책무성을 부여하였다. 이러한 생명윤리 기본법으로서의 생명윤리법의 발전과 각 기관의 생명윤리 거버넌스 구축을 위한 법제도의 변화는 2005년 생명윤리법이 시행된 지 8년 만에 이루어진 변화로 황우석 사건이 없었으면 가능하지 않았을 것이다.

V. 황우석 사건 이후 연구윤리에서의 변화

황우석 사건은 정부가 연구윤리 지침을 만들게 한 계기였다. 2006년 1월 10일 서울대 조사위원회가 줄기세포 연구 논문 조작 사건에 대한 조사결과, 맞춤형 줄기세포주가 하나도 존재하지 않는다는 결론을 내린 다음날 11일에 열린 국정현안조정회의에서는 범부처 차원의 연구윤리 확립 및 진실성 검증을 위한 제도적 기반을 마련하기로 합의하였다. 이에 따라 과학기술부에서 전문가회의를 개최하여 연구기관 자체검증시스템 구축과 연구윤리 확보를 위한 가이드라인 작업에 들어갔다. 관계부처 협의 이후 2006년 6월 22일 개최된 제16차 과학기술관계장관회의에서 상정하여 확정하였다. 지침의 법적근거와 주요내용을 반영하는 '국가연구개발사업의 관리 등에 관한 규정'의 개정 작업을 진행이 이루어진 후에 2007년 2월 8일자로 <연구윤리 확보를 위한 지침>을 과학기술부 훈령으로 발령하였다.

과기부의 가이드라인은 '위조, 변조, 표절(FFP)', '부당한 공로 배분', '과학기술계 통념상 용인되지 않는 심각한 일탈 행위'를 중심으로 마련되었다. 부정행위가 일어난 연구수행기관의 조사위원회에서 검증을 하고, 두 곳 이상의 기관이 관련된 경우에는 연구지원기관의 조사위원회에서 검증을 실시한다. 부정행위의 입증은 연구수행기관과 조사위원회의 책임으로 명시한 것과 내부고발자의 보호를 명시하였다. 과기부의 '가이드라인'에 위조, 변조, 표절(FFP) 이외에 명백한 기준을 마련하기 어려운 '부당한 공로 배분'과 '과학기술계 통념상 용인되지 않는 심각한 일탈 행위'를 포함시킨 것은 문제가 될 수 있다는 학계의 지적이 있었다. 그 이후 <연구윤리 확보를 위한 지침>은 2015.11.3.에 개정되어 교육부훈령 제153호로 발효되었다.

황우석 사건 이후 연구윤리 관련해서 교육부와 한국연구재단을 중심으로 다양한 사업이 진행되었다. 연구재단에서 선진 외국의 대학에서의 연구윤리와 국가별 규모에서 연구윤리를 벤치마킹 하기위한 연구작업을 진행하였고, 각 대학과 학회 학문 분야별로 연구윤리 교육을 하고 연구윤리 진작을 위한 다양한 교육 프로그램을 지원하였다. 또한 연구재단에 등록된 학회와 대학, 연구기관에 연구윤리지침과 연구윤리위원회를 두고 정책을 세우도록 권고를 하고 연구재단에 연구비를 신청하는 연구자들에 대한 연구윤리 교육을 의무화하는 정책을 확립하였다. 지난 10여년간 연구윤리 진실성과 연구윤리 분야에서 이루어낸 일들과 개선되거나 강화되어야 할 과제들에 대해서도 교육부와 연구재단을 중심으로 모니터링하는 작업들도 진행하고 연구윤리에 관한 교육자료와 지침과 정보를 제공하는 포털 운영도 10년 째 꾸준히 진행하고 있다.

Ⅵ. 결론

지난 2014년부터 보건복지부에서는 국내 각 IRB가 제대로 업무를 수행하는가에 대해서 평가 인증사업을 진행하고 있다. 교육부와 연구재단에서도 연구윤리 강화를 위해 꾸준히 노력하여 연구부정행위와 연구윤리에 대한 교육부 지침을 만들고 각 학회와 대학에서도 학문 분야와 대학의 사정에 맞게 연구윤리 지침을 만들고 연구윤리 교육을 실시하도록 사업을 꾸준히 진행하고 있다. 서울의대와 서울대학교의 예를 보면 2010년부터 인간대상 연구를 하는 대학원생들에게 연구윤리 교육을 의무적으로 이수하도록 하는 등 각 대학에서도 연구윤리 교육의 확대에 꾸준히 힘을 기울이고 있다. 십년이면 강산도 변화한다고 하지만 황우석 사건 이후로 연구윤리, 생명윤리에 대한 대중 인식 확대와 제도 정비에 의해 한국에서는 매우 빠른 발전이 일어났던 것이다. 그 중 생명윤리 및 안전에 관한 법률 개정과 같은 제도적인 부분도 있지만 무엇보다도 한국 사회가 연구윤리, 생명윤리에 대한 지식과 감수성이 늘어났다는 점이다. 한국에서는 황우석 사건의 뼈아픈 교훈을 되새겨 정부와 학계, 언론, 연구기관 등이 힘을 합하여 연구윤리, 생명윤리 분야의 후진성을 극복하려고 함께 노력한 결과 10여 년간 생명윤리와 연구윤리 분야에 비약적인 발전이 있었다.

그러나 한편으로 황우석 사건 10년이 지나도록 개선되거나 발전되지 않은 영역이 있다. 연구자와 연구기관의 이해상충에 관한 연구윤리는 진척된 바가 없다. 2016년 많은 사람을 죽인 가습기살균제 사망 사고와 관련해서 가습기

살균제를 제조한 회사의 연구비를 받고 회사에 유리한 연구결과보고서를 내기 위해 연구결과의 누락을 한 서울대학교 교수가 먼저 구속되는 사태가 있었다. 이는 산업과의 관계에서 연구의 이해상충문제에 의해 발생된 것이라고 볼 수 있다. 대학의 산업화, 산학협력을 정부가 밀어붙이며 강요하는 상황에서 대학은 정부와 기업에 종속되어 연구비를 대는 기업의 을이 되어버린 연구자들이 받는 압력에 대한 문제의식과 성찰이 없는 가운데 우리 대학과 연구자가 제2, 제3의 옥시 연구가 발생할 수 있는 상황에 처하게 된 것이다. 그러나 연구의 이해상충과 관련된 연구윤리에 대해서는 여전히 한국의 학계에서 인식도 취약하고 이를 예방할 효율적인 법 제도도 없는 현실이다.

우리는 황우석 사건을 겪으며 명확하게 깨달은 교훈이 있다. 연구부정행위가 벌어졌을 때 그것을 개인의 책임으로만 돌리지 않고, 왜 이러한 사건이 벌어졌는가에 대해 냉철한 반성과 분석, 시스템을 정비하려는 노력, 연구자 한 사람의 자각과 연구문화를 개선시키려는 학계와 정부, 우리 사회 전체의 자성과 꾸준한 노력이 계속될 때 현실이 나아질 수 있다는 것이다. 기업의 스폰서 연구가 급증하는 현실에서 그간 진지하게 다루기를 회피했던 연구자와 연구기관의 이해상충(conflict of interest) 문제에 대해 이제는 직시하여 우리 모두 함께 노력할 때이다. 대형 부정사고가 터졌을 때 바로 문제를 직시하고 해결책을 모색해야 더 이상의 부정행위를 예방할 수 있다. 소 잃고 외양간 고치는 일은 그래서 중요하다. 이것이 황우석 사건에서 배운 교훈이다.

황우석 사건 10년을 맞이하여 황우석 사건이 우리에게 주는 교훈은 무엇이었나? 지난 십년간 한국 사회와 학계는 그 어두운 역사를 잊지 않고 반복하지 않기 위해 무엇을 했는가를 돌아보는 시간이 필요하다. "과거를 기억하지 않는 자는 그것을 반복할 수밖에 없다(Those who cannot remember the past are condemned to repeat it. George Santayana, 1863－1952)" 조지 산타야나의 이 경구는 황우석 사건 10년을 돌아보기 위해 이 자리에 모인 우리뿐 아니라 앞으로 올 세대들에게도 해당되는 말이다. 그런 의미에서 황우석 사건은 잊어버리고 지워버려야 할 부끄러운 역사가 아니라 후학들에게 가르쳐 되새겨야 할 역사적 교훈이다.

참고자료

1. WMA. Declaration of Helsinki − Ethical Principles for Medical Research Involving Human Subjects. http://www.wma.net/en/30publications/10policies/b3/ visited on March 1st, 2013.
2. 약사법 [시행 2013.1.1.] [법률 제11421호, 2012.5.14, 일부개정]
3. 의료기기법 [시행 2012.4.8.] [법률 제10564호, 2011.4.7, 전부개정]
4. 생명윤리 및 안전에 관한 법률 [시행 2013.2.2.] [법률 제11250호, 2012.2.1, 전부개정]
5. 개인정보 보호법 [시행 2012.3.30.] [법률 제10465호, 2011.3.29, 제정]
6. Emanuel EJ et al. Edited. The Oxford Textbook of Clinical Research Ethics. Oxford University Press. 2008.
7. Emanuel EJ, Wendler D, Grady C. What makes clinical research ethical? JAMA 31(283); 2000: 2701−11.
8. 최은경, 김옥주. 황우석 사태에서의 윤리적 쟁점의 변화 : 배아윤리에서 난자윤리로. 생명윤리 7(2), 2006: 81−97.
9. 유네스코 생명윤리와 인권 보편선언 생명윤리와 인권 보편선언(Universal Declaration on Bioethics and Human Rights) 2005.10.19.(프랑스 파리 제33차 총회에서 채택).
10. 연구윤리 확보를 위한 지침. 제정 2007.2.8, 과학기술부 훈령 제236호.
11. 연구윤리 확보를 위한 지침. [시행 2015.11.3.] [교육부훈령 제153호, 2015.11.3, 일부개정]

※ 본 장의 참고자료는 저자와의 협의 하에 별도의 면에 표기하였습니다.

여성의 입장에서 바라본
황우석 사태

김 명 희

여성의 입장에서 바라본
황우석 사태

김 명 희
(국가생명윤리정책연구원 사무총장 MD, PhD)

Ⅰ. 들어가는 말

황우석 사태의 단초는 여성 연구원의 난자 제공과 관련한 것이었다. 황우석 전 교수는 인간배아 복제와 관련한 논문을 15명의 공동저자 명의로 2004년 3월 12일에 사이언스 지에 게재하였다.[1] 그러나 논문 게재 2개월도 채 안되는 2004년 5월 6일 세계적인 과학 잡지 네이처는 황우석 연구팀 내 연구원 2명이 연구에 사용된 난자를 제공했다는 취재 기사를 보도하였다.[2] 이에 한국 생명윤리학회는 2004년 5월 22일 황 교수에게 연구에 사용된 242개 난자의 출처, 한양대학교 병원 IRB 심사 및 승인의 적절성, 연구비의 출처, 연구자의 충전성 및 논문 저자 기재 등 4개항에 대하여 해명을 요구하였다. 그러나 황우석 연구팀의 관련 연구원이 영어 인터뷰과정에서 오해로 인해 발생한 문제라는 일방적인 변명외에 적절한 조사는 이루어지지 않았다. 그럼에도 불구하고 2004년 6월 18일 황 교수 연구팀은 대한민국 정부가 수여하는 과학기술 포상을 수상하고 승승장구하였다. 이후 황우석 연구팀은 지속되었고 2004

---

1) Hwang et al, Evidence of a pluripotent human embryonic stem cell line derived from a cloned blastocyst, Science 303; p.1669 – 1674, 2004.
2) NATURE, Vol. 429 (6). p.3. MAY. 2004.

년 1월 29일 수년간의 논란 속에 정부입법으로 제정된 '생명윤리 및 안전에 관한 법'이 2005년 1월 1일 시행되었다. 2005년 5월 20일 황우석 연구팀은 다시 사이언스 지에 '환자 맞춤형 배아줄기세포' 연구논문을 발표한다. 그러나 2005년 11월 21일 그동안 황우석 연구팀의 줄기세포 연구에 필요한 난자를 확보하는데 큰 역할을 한 미즈메디 산부인과 병원의 노성일 원장이 난자 기증자에게 보상금을 지급해 난자를 채취하였다고 고백하면서 황우석 사태는 본격적으로 시작되었다. 다음 날인 2005년 11월 22일 MBC의 PD수첩은 황우석 연구팀의 줄기세포 연구와 관련해 사용된 난자의 개수 및 그 출처, 황우석 연구실 연구원의 난자 제공과 관련하여 강압성 여부, 난자를 제공한 여성들의 후유증에 대한 사실들이 관련 당사자들의 증언과 취재를 통해 전격 보도되었다. 2004년 네이처가 제기한 난자 제공과 관련한 황우석 연구의 윤리적 문제에 대하여 정부가 학계가 조금이라도 관심을 기울이고 조사하였더라면 2번째 연구는 진행되지 않았거나 잘 진행되지 못했을 것이다.

결국 황우석 사태는 근본적으로 난자의 사용과 여성 연구원들이 난자를 제공할 수밖에 없는 상황과 관련된 여성의 문제인 것이다.

Ⅱ. 황우석 연구에 사용된 난자의 진실

2005년 사이언스에 발표된 논문에 사용된 난자 수는 185개로 기술되어 있다. 그러나 2006년 1월 3일 방영된 PD수첩에 따르면 황우석 교수팀은 2004년과 2005년 논문에서 총 427개의 난자를 사용했다고 하지만 실제로는 미즈메디 병원이 2004년 논문에 총 423개, 2005년 논문을 위해 총 1천여 개를 제공했고, 한나산부인과에서 2005년 논문을 위해 200여 개를 제공해 총 1620여 개의 난자가 쓰여 자신들이 논문에서 사용하였다고 발표한 난자의 숫자보다 훨씬 더 많은 난자를 사용하였다고 보도하였다.[3] 또한 2006년 1월 10일 서울대진상조사위원회가 발표한 자료에는 2002년 11월부터 2005년 11월

---

3) MBC PD수첩, 황우석 신화의 난자 의혹, 2005.11.22.

까지 3개년간 4개 병원(미즈메디 산부인과 병원, 삼성 제일 병원, 한양대학교 병원, 한나산부인과)에서 129명의 여성으로부터 2061개의 난자가 채취되어 황우석 연구팀에 제공되었다고 기술되어 있다.[4] 실제 황우석의 연구에 사용된 난자의 수는 논문에 정식으로 발표된 것 보다 5배 이상을 사용하여 이루어졌다.

Ⅲ. 난자 구득과 관련한 부작용

난자의 기증은 혈액을 기증하는 헌혈과는 그 차원을 달리하는 문제이다. 헌혈은 몸에 있는 혈액을 320~500cc 정도 체외로 뽑아 사용하는 것으로 그 과정이 매우 간단하며 소실된 혈액은 체내에서 1개월 이내에 모두 생성이 된다. 그러나 과배란을 통한 난자의 기증은 7~14일 기간의 호르몬 주사를 맞고 혈액검사와 초음파 검사를 통해 그 과정을 모니터링하면서 침습적인 방법을 통해 난소로부터 난자를 채취하는 긴 여정의 고통스러운 과정이다. 그 후유증으로는 과배란을 유도하는 호르몬의 투여로 인한 약물부작용과 과배란된 난자를 채취하는 과정에서의 부작용이 생길 수 있다.

과배란유도호르몬 제제에 의한 부작용으로는 난소과자극증후군(Ovarian Hyperstimulation Syndrome, OHSS)이 초래될 수 있다. 난소과자극증후군은 과배란 약물로 인해 난소가 자극받아 붓는 등 통증이 나타나고 복강과 폐에 액체가 축적되는 경우로 보조생식술 진행에서 나타나는 대표적인 약물 부작용이다. 이 부작용으로 인하여 여성은 몸이 붓게 되고 구역질, 구토 또는 식욕부진을 느낄 수 있다. 중간 정도의 부작용을 가지고 있는 30% 이상의 여성은 액체가 복강 안에 축적될 수 있으며, 위장 질환이 나타날 수 있다. 이러한 여성은 의료진이 가까이에서 지켜봐야 하지만 일반적으로 처방전 없이 받을 수 있는 진통제와 진행과정의 축소 및 지연으로 관리할 수 있기에 임신이 발생하지 않는 한 특별한 치료 없이 외래 환자로도 충분히 관리할 수 있다. 그러나 심한 정도의 난소과자극증후군으로 발전되는 경우가 2% 정도 있으며 드문 경

---

4) 2006년 2월 1일자 서울대학교 진상조사위원회 보도 자료.

우 혈전 발생, 신부전, 또는 사망에 이르게 되기도 한다.[5) 황우석 사건 당시 언론 보도를 통해 발표된 바에 따르면 난자 기증자의 20% 정도가 후유증으로 병원을 내원한 것으로 나타났으며, 과배란 증후군으로 기증 후 1년이 지나도 건강을 회복하지 못하고 직장까지 그만둬야 했던 여성의 사례가 있었다.

과배란이 유도된 후에는 난자채취가 이루어지는데 이 과정에서도 부작용이 가능하다. 난자채취는 질초음파를 통하여 난포를 확인한 후, 질초음파에 달린 바늘을 통해 자궁내 난소에서 채취하게 되는데 간혹 그 과정에서 복강경 수술을 통하여 난자를 채취하기도 한다. 복강경 수술은 전신마취가 필요한 시술로 다른 전신마취를 진행하는 수술과 같은 위험을 가지고 있기에 복강경 시술로 난자를 채취하는 경우에는 마취로 인한 사고가 우려될 수 있다. 또한 난자채취를 위하여 무균 상태인 복강에 날카로운 바늘을 삽입하는 행위로 난자를 제거하는 것은 약간의 출혈, 감염, 장 손상, 방광 손상, 혈관 손상의 위험을 수반한다.

Ⅳ. 난자의 연구목적 사용의 윤리적 문제들

선의로 난자를 사용하고 난자 기증자의 동의를 받았다고 난자의 연구목적 사용과 관련한 모든 문제가 사라지는 것은 아니다. 인간의 신체로부터 유래되는 어떠한 것들도 상업적인 매매가 허용되지 않는다. 난자의 경우에도 예외가 되지 않는다. 오히려 난자나 정자의 경우 비록 인체의 일부라 할지라도 생명의 근원이 되는 세포로 그 중요성은 더욱 강조되어야 할 것이다.

난자를 기증하는 경우에는 대부분이 불임 부부들의 시험관 시술 과정에서 이루어진다. 황우석 사건의 경우에도 미즈메디 병원과 한나산부인과라는 불임 시술기관을 통해서 연구에 사용된 대부분의 난자를 구할 수 있었다. 난임부부의 경우에는 시술의 담당하는 의사에 대하여 취약한 위치에 있다고 할 수 있을 것이다. 자신의 난임시술을 담당하는 의사와의 관계에서 자유로운 자발적

---

5) HFEA, 2013, Getting start, Your guide to fertility treatment.

동의를 보장할 수 있을 것인가?

난자를 연구 목적으로 사용하는 것이 무조건 비윤리적이라고 이야기할 수는 없을 것이다. 그러나 난자를 난임 또는 질병의 원인 분석 등의 연구 목적이 아니라 질병을 치료하기 위한 세포치료제를 만들기 위해 사용하는 것은 여성의 난자를 질병 치료 목적의 치료제 생산의 원료로 사용하는 것으로 여성의 근본적인 정체성을 훼손시킬 수 있는 심각한 윤리적 사안이다. 여성의 난자를 생명공학 연구를 위해 사용하는 것과 관련한 고려사항은 난자의 도덕적인 위치와 함께 여성의 자율적인 권리의 차원에서 심도 있게 논의되어져야 할 것이다.[6]

V. 난자 불법 사용에 대한 정부의 태도

2005년 1월 1일 '생명윤리 및 안전에 관한 법률'이 시행된 이후 줄기세포 연구와 난자 제공 등에 대해 철저한 관리 감독의 역할을 담당해야 할 보건복지부는 네이처지에 의해 여성 연구원의 난자 제공 문제가 제기되고 난자 제공과 관련된 MBC PD수첩의 보도가 있었음에도 불구하고 법적·윤리적 문제를 철저히 조사하고자 하는 의지를 전혀 보이지 않았다.

모든 여성 연구원으로부터 난자 제공 동의서를 받았다는 의혹이 제기된 바 있고, 일부 언론과 PD수첩을 통해 연구원이 논문에서 자기 이름을 뺄 수도 있겠다는 불안감과 강압에 못 이겨 난자를 제공했다는 증언이 방송되었음에도 불구하고 누구도 실제 조사를 실시하지 않았다. 이는 여성의 인권에 대하여 정부가 눈감은 비겁한 처사가 아닐 수 없다. MBC PD수첩의 보도에 따른 황우석 연구팀의 난자 사용과 관련된 의혹에 대하여 여성단체들의 문제제기가 있었지만, 많은 사람들의 관심은 논문의 조작 여부와 줄기세포의 존재여부, 원천기술의 보유여부에 집중되었을 뿐 난자 사용과 관련한 문제는 변두리

---

6) 엄영란, 난자를 생명공학 연구에 사용함에 대한 윤리적 고찰, 한국여성철학 제4권, 2004.11. 95 – 108면.

로 내몰리고 관심에서 멀어져 갔다. 그러한 현상은 과학의 발전이라는 미명 하에 국익을 위해서라면 난자, 여성의 몸은 얼마든지 도구로 사용될 수 있다 는 매우 반인권적이고 비윤리적이며 남성 중심의 가부장적인 사회의 진면목 을 보여주었던 것이다.

당시 여성단체들이 과배란을 통한 난자채취의 후유증에 대해서 지속적으 로 문제제기를 하였음에도 불구하고 정부는 줄기세포 원천기술의 개발이라는 경제적 이익에 급급해 여성의 건강과 생명이 위협받는 사태를 방치했다. 당시 '생명윤리 및 안전에 관한 법률' 제38조에 따르면 "보건복지부 장관은 생명과 학기술의 연구·개발·이용으로 인하여 생명윤리 또는 안전에 중대한 위해가 발생하거나 발생할 우려가 있을 때에는 그 연구·개발·이용의 중단을 명하거 나 그 밖에 필요한 조치를 할 수 있다"고 명시되어 있었음에도 그러한 조취는 한번도 취해지지 않았다.

당시 여성단체연합은 1) 2004년과 2005년 논문을 위해 제공되거나 사용 된 난자의 제공과정 및 절차, 제공기관, 제공인원, 난자개수에 대해 진상규명, 2) 난자관리에 대해 철저한 관리·감독을 해야 함에도 이를 소홀히 한 보건복 지부와 소속된 국가생명윤리심의위원회·관련 기관 생명윤리심의위원회에 대 한 반성과 함께 사회적 책임을 질 것, 3) 정부는 여성의 몸에서 나오는 난자 를 비도덕적·불법적으로 채취하여 사용하거나 매매한 사실이 밝혀질 경우 해 당 기관 및 관련자들을 사법처리 할 것, 4) 정부가 여성의 건강을 보호하고 난자와 배아관리의 투명성을 확보하기 위한 엄격한 난자관리 시스템을 마련 하는 등 제도적 장치 마련을 요구, 5) 정부가 난자채취 과정에서 발생한 부작 용과 후유증에 대해 적극적으로 조사하고 이에 대해서는 국가적 보상을 실시 할 것을 요구, 6) 정부는 황우석 연구 뿐 아니라 배아복제 연구에 대한 정부 지원을 원점에서 재검토 할 것을 요청하고 생명공학 연구에 대한 국민적 공론 의 장을 마련하여 방향을 새롭게 정립해 나갈 것을 요청하였다.[7] 그러나 황우

---

7) 2006년 1월 4일 경기여성단체연합을 포함하여 총35개 전국 여성단체들이 함께 '황우석 교수팀 배아줄기세포의 난자채취과정 진상규명 촉구를 위한 여성단체 공동 기자회견을 통해 배포된 보도자료를 기초로 하여 작성함.

석 사태 전 과정을 통해 여성의 난자채취 과정의 윤리적 문제와 그 부작용의 문제가 심각하게 드러났음에도 불구하고 정부는 적절한 조사와 보상을 실시하지 않았으며 여성계의 6가지의 요구 중 2008년 생명윤리법 일부 개정을 통해 난자 기증자의 기증 전 검강검진 의무와 평생 3회 제공, 배아생성 의료기관에 기관생명위원의 설치 의무 등을 보완하였다. 그러나 황우석 사태 10년이 지난 지금 현실은 그리 크게 달라진 것이 없는 것으로 보인다. 배아생성 의료기관의 관리는 질병관리본부 생명과학 연구과의 일부 업무로 2~3명의 담당 공무원에 의해 이루어지고 있다. 여성단체들이 요구했던 충분한 난자 및 배아의 체계적 관리 시스템과 생명공학 연구에서 여성의 인권과 건강을 보호하기 위한 사회적 장치는 마련하고 있지 못한 것이 현실이다.

황우석 사태의 전개 과정 속에서 여성의 인권, 몸에 대한 권리는 정부 뿐만 아니라 언론, 과학자, 심지어는 일반시민들의 무관심 속에서 주목을 받지 못했다. 또한 일부 여성들의 경우에는 여성의 몸을 과학기술과 국익의 도구로 치부하는 현실을 자각하기 보다는 희귀난치병 치료의 가능성에 동정심과 연민을 가지고 기여하고자 했던 것도 부인할 수 없는 사실이었다.

VI. 결론

여성의 인권과 건강보다 연구의 성취 여부와 차세대 먹거리 산업으로서 배아복제줄기세포 연구에 대한 관심을 기울이는 과학자들과 정부의 태도는 남성 중심의 사회에서 여성들로 하여금 이 땅에서 생명을 잉태하고 보듬는 역할에 충실할 수 없도록 하여 작금의 초저출산 사회를 야기하고 있는 것이다. 생명윤리법의 일부로서 난자의 채취 및 배아생성을 관리할 것이 아니라 인공생식의 전반적인 과정 속에서 여성의 건강과 인권이 보장받을 수 있는 인공생식 전반을 아우르는 법률을 제정하고 생식세포 및 보조생식술 관련하여 전반의 과정을 관리하도록 하여야 할 것이다.

또한 여성의 인권과 건강권을 중심으로 난자의 연구목적의 사용과 관련한 다양한 논의를 통해 여성의 인권과 건강의 침해 없이 연구용 난자를 구득할 수 있는 방안을 적절히 마련하도록 하여야 할 것이다.

연구부정은 왜 계속되는가?
그리고 그 대책은?

정 명 희

연구부정은 왜 계속되는가?
그리고 그 대책은?

정 명 희

(가천대학교 의무부총장 MD, PhD)

Ⅰ. 들어가는 말

온 국민의 관심 속에 황우석 논문 조작 사건을 조사하고 그 결과를 발표[1] 한지가 엊그제 같은데 벌써 10년이 지났다. 이 엄청난 연구부정 사건은 전 세계 연구자들에게 경종이 되었을 터임에도 국내[2][3] 및 국외[4][5]에서 연구부정은 계속 일어나고 있다.

연구부정의 원인과 그 대책을 논하기 전에 우선 연구행위의 윤리와 연구부정행위가 무엇인지를 짚어 보고자 한다[6]. 이에 대한 이해와 숙지는 연구부

---

1) 황우석 교수 연구 의혹 관련 조사 결과 보고서, 2006.1.10. 서울대학교 조사위원회-보고서-05.
2) 옥시서 돈받고 실험보고서 조작-관련 교수 재판 중, 조선일보, 2016.9.30. 사회 A12면.
3) 제자 인건비 14억 꿀꺽한 서울대 스타 교수, 조선일보, 2017.6.3. 사회 A10면.
4) Bidirectional devclopmental potential in reprogrammed cells with acquired pluripotency. Obokata H, Sasai Y, Niwa H etc. Nature 511(7507): 112, 2014.
5) Stimulus-triggered fate conversion of somatic cells into pluripotency. Obokata H, Wakayama T, Sasai Y etc. Nature 505(7485): 641-7, 2014.
6) '연구윤리소개', 교육인적자원부, 학술진흥재단 2006(이 책자는 Nicholas H. Steneck 저, *Introduction to the Responsible Conduct of Research*, March 2004를 참고한 것임)

정 예방의 전제 조건이기 때문이다.

1. 연구행위의 윤리

새롭고 진실된 지식은 연구의 계획, 수행, 결과 처리, 집필 및 발표에 이르는 전 과정을 연구자가 책임 있게 수행할 때 얻을 수 있다. 연구윤리의 핵심은 이 같은 지식 생산 전 과정을 책임지고 정도에 입각하여 수행하는 데 있다. 연구윤리의 구체적 기준은 학문별, 기관별 또는 실험실 별로 다를 수 있으나 책임 있는 연구수행을 위해서 연구자에게 공통적으로 요구되는 윤리적 기준은 다음과 같이 요약할 수 있다.

1) 정직성: 결과를 정직하게 전달하여야 함
2) 정확성: 최선을 다하여 오차를 피하고 정확하게 결과를 보고함
3) 효율성: 자원(재료 및 예산)을 현명하게 사용하고 낭비하지 않음
4) 객관성: 명확하고 편견을 피하여 결과를 해석하여 기술함

2. 연구부정행위

상기의 책임 있는 연구를 위해서 요구되는 윤리적 기준에 어긋나는 연구행위를 할 때 연구부정을 범하게 되며 그 예는 다음과 같다.

(1) 연구결과보고에서 행해지는 부정행위
1) 위조(Fabrication): 있지 않은 데이터 혹은 결과를 보고하는 행위
2) 변조(Falsification): 연구자료, 장비 혹은 과정을 조작 또는 결과를 변조 또는 생략하는 행위
3) 표절(Plagiarism): 다른 사람의 아이디어, 연구과정, 결과 혹은 표현을 적절한 출처를 명시하지 않고 유용하는 행위

이상의 부정행위를 흔히 FFP로 부르는데 가장 빈번하며 진위 판정이 비교적 용이하여 각급 기관의 규정에 빠짐없이 명시되어 있다.

(2) 실험대상으로서의 동물 및 사람에 대한 비윤리적 행위

 1) 동물에 대한 비윤리적 행위: 동물실험에서도 엄격한 윤리성이 요구되고 있다. 동물보호전문가 단체는 '실험용 동물에 대한 보호와 이용에 대한 지침(Guide for the Care and Use of Laboratory Animals)'을 제정하였다. 요약하면 '규칙에 따른 동물 운송과 보호 / 인간과 동물에 이익이 되는 실험에만 사용 / 최소한의 동물종 이용 / 동물의 고통과 불편 최소화 / 적절한 안정제, 진통제 및 안락사 사용 / 수의학적으로 적절한 동물 사육 / 자격을 갖춘 동물 책임자 보유 / 기관동물실험위원회 운영' 등이다.

 2) 사람에 대한 비윤리적 행위: 인간을 대상으로하는 연구에 대한 규제는 1947년에 발표된 "뉘렌베르그 강령(Nurenberg Code)"이다. 이 강령은 인간 대상 연구에서 요구되는 윤리문제를 잘 반영하고 있다. 요약하면 '피험자의 자발적 동의 / 더 나은 사회 발전을 위한 실험이어야 함 / 불필요한 물리적, 정신적 고통과 상해를 피함 / 인도주의적 차원의 위험성만을 감수토록 함 / 아주 적은 상해 가능성의 조건에서도 보호받을 수 있는 적절한 준비와 시설을 완비 / 과학적 면에서 자격을 갖춘 사람만이 실험 수행, 피험자는 실험 중 임의로 실험을 중단시킬 수 있어야 함 / 연구자는 피실험자에게 위험이 초래될 개연성이 예상되면 즉시 실험을 종료할 준비를 갖추어야 함' 등이다. 우리나라도 2004년 <생명윤리 및 안전에 관한 법률>을 제정하고 국가생명연구위원회를 설치하여 운영하고 있다.

3. 책임 있는 연구를 위하여 신중히 고려하여야 할 사항

(1) 데이터 관리

전 실험실에서 수행한 결과를 자기 것인양 논문 발표 또는 특허 신청을

하는 경우가 있다. 명백한 연구윤리 위배 행위다. 데이터 관리에 허점이 있음을 의미한다. 따라서 각 기관 및 실험실은 데이터의 수집, 저장, 보호, 공유, 비밀 유지, 파기 및 유출 등에 대하여 나름의 제도를 구축하여 운영하여야 한다.

(2) 저자 선정

반드시 연구결과 획득에 기여한 사람을 원칙으로 하여야 한다. 기여하지 않은 사람을 포함시키는 것은 명백한 비윤리적 처사이며 만약 발표논문에 문제가 발생하였을 때 책임소재 등 심각한 문제가 발생될 수 있다.

(3) 공동연구

많은 경우 다른 기관 또는 다른 분야의 연구자들과 공동으로 연구를 수행하게 된다. 이때 다음과 같은 사안에 심도 있는 토의가 요구된다. 연구책임자 선정, 참여자의 역할, 데이터 수집 및 관리, 저자 선정 및 순위, 지적 재산권 소유 및 분배, 협력의 시작과 종료 정하기 등이다. 이런 사안들이 원만히 해결되지 아니 할 경우 연구진행에 심각한 지장과 윤리적 문제가 야기될 수 있다.

(4) 예산집행

효율적 예산집행은 연구비에서도 예외일 수가 없다. 특히 현재 각급 연구기관에서 집행되는 연구비의 80% 이상이 국가 공공자금임을 감안할 때 예산집행의 윤리적 책임은 매우 크다.

(5) 연구 멘토링

'세 살 버릇이 여든까지 간다'는 속담이 있다. 연구윤리 역시 처음 입문 때부터 잘 배워야 한다. 멘토는 바로 훈련생에게 연구관행을 보여 주는 유치원 선생님 같은 존재이므로 그 역할의 중요성은 아무리 강조하여도 지나치지 않다. 훌륭한 멘토란 데이터 정리 및 실험 노트 감독, 정기적 결과 발표를 통한 연구 진척 확인 그리고 논문 원고 검토 등으로 건전한 연구윤리와 책임 의식을 고취시키고 동시에 연구수행능력을 갖추어 주는 교육자를 의미한다.

4. 연구에서 가장 중요한 것은 바로 연구자 개인의 책임감

각 연구기관은 연구윤리에 대한 규칙을 가지고 있다. 그러나 규칙은 이상을 추구하기보다는 최소한의 행동기준이기 때문에 연구과정에서 발생하는 개인적 갈등과 윤리적 딜레마를 세밀히 규제할 수 없다. 따라서 연구자는 연구에서의 모든 행동에 대하여 옳은지를 스스로에게 묻는 습관을 가져야 한다. 대답이 불확실할 때는 잠시 본인이 하려고 하는 행위가 다음날 지역 신문 1면을 장식한다고 상상해 본다. 만약 주위 사람들이 알게 되었을 때 부끄럽거나 불안함을 느끼게 된다면 그것은 해서는 안 되는 행동이며 피하는 것이 책임 있는 행동이다. 즉, 모든 연구행동에 대한 책임은 연구자 자신에 있다는 것을 명심하여야 한다.

연구에서 책임 있는 행위는 연구를 처음 시작할 때의 습관에 의해 좌우된다. 따라서 책임 있는 연구기관에서 훌륭한 책임 있는 멘토로부터의 배움이 무엇보다도 중요하다.

Ⅱ. 연구부정은 왜 계속 일어나는가?

연구부정 역시 일반 범죄와 같이 성악설의 결과다. 따라서 일반 범죄가 계속 생기듯이 연구부정도 계속 일어날 것이다. 황우석 사건 이후에도 국내에서는 옥시 실험 사건, 연구원 인건비 횡령 사건, 일본에서는 줄기세포 제작 사건 등 대형 연구부정 사례가 계속 일어나고 있다. 문제는 향후 그 발생은 결코 줄어들 것 같지 않다는 것이다. 주된 원인은 연구자들에게 **연구업적 평가 기준이 강화되고, 연구비 따내기 경쟁이 치열해지기 때문이다.** 여기에 **우리 한국인 준법 의식 결핍**도 한 요인으로 작용할 수 있다고 생각된다.

1. 각급 기관의 연구업적 평가 기준 강화

최근 정부 및 언론기관에서의 대학평가가 정례화 되면서 좋은 평가를 얻기 위한 대학 간의 경쟁이 치열해지고 있다. 이 평가 결과는 정부로부터의 지원과 우수 학생 유치 등과 연계되어 있어 경쟁은 더욱 가속화되고 있다. 대학평가 항목 중 교수의 연구업적은 중요 평가 항목이 되고 있어 대학 당국은 교수에게 논문의 양과 질 양면으로 향상을 요구하고 있어 교수들은 엄청난 부담을 느끼고 있다.

(1) 논문 양의 기준 강화

거의 모든 대학에서 발표 논문 수를 상향 조정하고 있다. 대학원생과 연구원을 많이 가진 연구자는 쉽게 주저자 논문으로 요구 기준을 충족시킬 수 있지만 그렇지 못한 연구자는 주저자 논문만으로는 기준 충족이 쉽지 않다. 이경우 주저자 논문 외에 타 연구자와 공동연구를 통하여 발표한 논문으로 기준을 맞춘다. 진정한 공동연구에 의한 논문이라면 권장할 일이다. 그러나 논문수 기준을 맞추기 위해서 단순이 이름만 넣은 논문을 이용한다면 이는 저자선정 기준을 어기는 연구부정의 요인이 될 수 있다.

(2) 논문의 질(Impact Factor: IF의 크기)의 기준 강화

최근에는 논문의 질이 연구능력의 주요 판단 기준이 되고 있다. 우리나라 최고 권위의 연구비 제공 기관인 연구재단은 각종 연구비 신청서 서식에 신청자의 대표논문과 그 논문의 IF를 기재하도록 요구하고 있다. 즉, 신청자의 연구능력을 논문의 질로 가름하는데 논문의 질은 IF의 크기로 평가하고 있다. 많은 대학에서도 재임용 및 승진에 논문의 수 대신 이들 논문의 IF의 합을 기준으로 삼고 있다. 이런 이유로 연구자들은 IF가 큰 학술지 게재를 목표로 부단히 노력하고 있다.

(3) 연구결과의 실용화 내지 창업화 요구

그동안 각급 대학 및 연구기관은 연구자의 연구능력 향상을 위해서 점진적으로 평가 기준을 높여 왔다. '국내 학술지 논문' → '국제 학술지 논문' → 'IF가 높은 국제 학술지 논문'으로 상승되었다. 논문 기준 강화와 함께 한편으로는 연구결과의 실용화가 강조되어 왔다. 이에 특허도 연구성과물로 인정되었고 특허 역시 '국내 특허' → '국제 특허'로 평가 기준이 상향되고 있다. 여기서 더 나아가 단순히 특허 수 또는 국내냐 국제냐가 중요한 것이 아니고 돈이 되는 특허이어야 한다. 즉, 특허의 '기술 이전'이 가장 높은 평가 기준이 되고 있다. 동시에 연구자가 직접 연구성과를 가지고 '창업'을 한다면 이는 가장 높이 평가를 받는 성과이며 대학과 정부가 바라는 연구의 최종 성과물이다. 교과부에서 추진하는 대학−산업체 연계에 의한 취업과 지역산업 발전을 목적으로 하는 산학협력선도대학(LINC) 사업 선정에 기술이전과 창업은 아주 중요한 평가 기준이 되고 있어 연구자들은 단순 '논문 발표'나 '특허 등록'을 넘어 이제는 '기술 이전'과 '창업'이라는 새로운 숙제를 부여 받고 있다.

2. 연구비 따내기 경쟁 심화

(1) 연구비 규모에 비해 연구자 수의 증가

대학 평가에서 전임교원 충원률 및 전임교원의 강의 분담률은 중요한 평가 기준이며 따라서 각 대학은 이 비율을 높이기 위해서 계속 교수를 채용하고 있다. 즉, 교수 수 증가의 주요인이다. 그러나 연구비 증가는 이에 미치지 못 하고 있어 연구비 따내기 경쟁은 치열해질 수밖에 없다. 설상가상으로 우리나라 연구비 배분은 연구자 주도형(연구자가 하고 싶은 연구 즉, 자유과제를 위한) 연구비는 일부(전체 연구비의 1/5 수준)이고 대부분 정부 주도형(정부가 연구분야를 정해서 그 분야에 배정하는) 연구비(전체 연구비의 4/5)로 되어 있다[7].

---

7) "분별없는 정부 R&D 투자에 대학 기초 연구가 무너진다[독자 칼럼]" 호원경, 2016.8.5. 여론/독자, A33면.

이런 상황에서 이미 업적을 이루어 큰 연구실을 운영하는 연구자나 또는 국책 연구소의 연구자들 그리고 이들 연구자들과 공동연구를 수행하는 연구자들은 정부 주도형 연구비의 혜택을 받지만 그렇지 못한 연구자들 특히 신진 연구자들은 규모가 적은 연구자 주도형 연구비를 가지고 치열한 경쟁할 수밖에 없다.

(2) 연구비의 대형화

연구비 따내기 경쟁 심화의 또 다른 이유는 연구비 규모의 대형화이다. 대학에 연구수행을 뒷받침 할 수 있을 규모의 연구비가 들어오기 시작한 것은 1990년부터이다. 이때 의·생명과학 분야에서 '목적 기초'라는 연구과제가 있었는데 연구비 규모가 2천만 원이었다. 당시로서는 초대형 규모의 연구비였다. 그 후 연구비 규모가 점차 커져 지금은 수백억 원 규모로 대형화되었다. 따라서 참여 인력, 참여 기관도 많아 연구 집단을 이루어 치열한 경쟁을 치른다. 즉, 경쟁 심화가 일어난다. 여기서 과제 선정의 관건을 쥔 것은 선행연구 결과이다. 선행연구결과는 과제 수행의 성패를 예측하는 기준이 되기 때문에 과제 선정의 가장 중요한 기준이 된다. 따라서 연구자는 좋은 연구결과를 가지고 있어야 대형 연구 사업을 유치할 수 있다. 특히 연구결과를 저명 학술지에 게재하여 과학성과 실용성을 인정받게 되면 엄청난 연구비를 받을 수 있는 기회가 오게 된다. 이 또한 많은 연구자들로 하여금 연구 경쟁을 유도하는 요인 되고 따라서 연구자는 연구에 크나큰 부담을 가지게 된다.

3. 연구팀의 거대화

연구비가 대형화됨에 따라 연구팀도 비대해지고 있다. 비대해진 연구팀은 두가지 관리 문제에 노출될 수 있는데 하나는 예산집행이고 또 다른 하나는 연구원 관리이다. 우선 연구비가 크기 때문에 여러 가지 종류의 예산집행 오류가 발생할 수 있다. 따라서 연구책임자는 올바른 예산집행이 이루어 질 수 있도록 관리에 만전을 기하여야 한다. 또한 참여 연구원이 많기 때문에 인적 관리와 의사 소통이 원활하지 않을 수 있다. 이때 하급의 연구원은 부당한 연구 압력을 받을 수 있다. 또한 연구 참여 판정에서 오류가 일어나 authorship 에서 부당하게 제외 또는 포함되는 연구부정이 발생할 수 있다.

4. 법에 대한 우리의 의식 구조, 사회 환경 및 관행

상기 언급된 최근의 연구환경은 연구자들에게 연구 부담을 넘어 압박 수준에 이르고 있다. 여기서 오는 고통과 스트레스는 충분히 연구부정 유발 요인이 될 수 있다고 할 수 있다. 여기에 우리 한국인만이 가지고 있는 법에 대한 의식 구조, 사회 환경 및 관행이 연구부정 발생의 추가적 요인으로 추정되고 있다.

(1) 법 위반에 대한 죄의식 결여

미국 대학원 시절 감독 교수 없이 시험을 치른 적이 있었다. 그런데 아무도 부정행위를 하는 학생이 없어서 내심 놀랐다. 시험 감독 없는 우리의 시험장과는 사뭇 다른 분위기였다. 우리의 경우 처음은 엄숙한 분위기에서 문제를 풀지만 시간이 지나면서 웅성거리기는 분위기가 조성되고 마감 시간에 가까워지면 잘 아는 클라스 메이트들은 서로 정답을 묻거나 알려주는 상황으로 변한다. 나 역시 아무 거리낌 없이 이런 행위를 했던 기억이 난다. 놀라왔던 또 다른 사례는 Take-Home Exam(1주 정도의 시간을 주고 각자 문제를 집으로 가지고 가서 문제를 풀고 제출하게 하는 시험)이었다. 좀 어려운 문제였는데 문제를 푸는 1주일 동안 수험생들 간에 문제 풀이에 대한 대화나 논의가 없었다는 사실이다. 답안을 제출한 후에야 비로소 정답에 대하여 이야기를 나누고 있었다. 수험생들 간에 정답이 돌아다니고 그 결과 많은 학생의 답안이 유사 내지 똑같은 상황이 연출될 우리의 상황과는 큰 대조를 보이는 현상이다. 우리는 아직도 감독자가 없다면 납 풀이를 논의하고 남의 답을 자기가 푼 양 제출하는 행위가 부끄럽다거나 죄스럽게 생각하지 않는다. 새치기하고 그 행동에 부끄러워하지 않는 것과 같은 것이다. 사소한 법이라도 지켜야 한다는 준법정신 결여는 모든 부정의 근원이 될 수 있다.

(2) 범법에 대한 지나친 관용

법 위반도 문제지만 위반에 대한 무처벌이 더 문제다. 주정차 금지 표시판 앞 또는 버스 정류장에 버젓이 주차된 차 그리고 교차로에서의 꼬리물기 차 등 눈에 띄는 위반인데도 단속하지 않는다. 이는 위반−무처벌−재위반의 반복을 부추기는 요인이다. 분명히 '논문부정, 위장전입, 탈세 등의 위반자는 장관 인사에서 배제'한다는 원칙을 세웠는데도 이런 사안의 위반자들을 장관 후보자로 지명하고, 또한 지명된 후보자는 명백히 위반이 입증되었는데 부끄러워 할 줄 모르고 후보 철회를 하지 않는다. 이런 반복의 고리를 끊으려면 지명자는 위반자를 지명하지 않아야 하고 위반자는 위반 사실이 밝혀지면 후보를 사퇴하는 준법행위를 보여 줄 때만 가능하다. 그런데 이런 사례가 계속 반복되는 것은 범법에 대한 처벌 불감증 때문이다. 연구부정 발생이 계속되는 이유도 처벌 불감증에 있다고 할 수 있다.

(3) 겉치레 학력 쌓기와 멘토링의 부족

대학원 과정은 지식 생산 방법을 배우고 새로운 지식을 창출을 하는 과정이다. 이 과정에서 학생은 훌륭한 선생님으로의 멘토링하에 지식 생산과 더불어 연구윤리 의식을 몸에 익히게 된다. 그러나 많은 대학원 특히 학부 졸업생에게 국가 자격증을 수여하는 대학의 대학원에는 본래 대학원 교육의 목적인 새로운 지식 생산보다는 학력 쌓기를 위해서 대학원에 입학하는 학생이 많다. 이러한 상황에서는 철저한 멘토링이 이루어지기 힘들고 또한 논문 작성 역시 부실하게 된다. 문제는 이러한 교육과성을 거쳐 배출된 연구자가 연구에 참여할 경우 자신도 모르게 잠재적 연구윤리 위반자가 될 수 있다는 것이다. 또한 좋은 멘토 수업을 받지 못하였기 때문에 이들은 잠재적 부실 멘토가 되는 것이다. 그 결과 '부실 교육−잠재적 부실 연구자 배출−이들에 의한 연구부정 발생' 또는 '부실 교육−잠재적 부실 멘토 배출−부실 교육 수행−부실 연구자 배출−연구부정 발생'이라는 악순환이 반복될 수 있다. 따라서 훌륭한 멘토링이 수반된 대학원 교육의 정상화는 연구부정 예방에 필수 조건인 것이다.

(4) "남을 이기야 산다"를 목표로 하는 우리나라 교육

우리나라 교육은 경쟁에서 이기는데 역점을 두고 있다. 방법이야 어떻든 이기기만 하면 된다는 식이다. 이런 이유로 고액과외와 선행 교육이 아무 죄의식 없이 성행되고 있다. 이기는 것까지는 좋은데 이기기 위해서는 법을 위반해도 크게 문제 삼지 않는 풍조가 문제다. 심지어 학내 시험, 수능, 토플, SAT 등에서 시험문제 부정 유출, 생활기록부 변조와 같은 행위도 서슴지 않는다. 남과 더불어 사는 방법 그리고 정정당당함을 교육하는 선진국 교육과는 크게 대조를 이룬다. 이런 교육 풍조에서 자란 세대는 연구부정은 아주 사소한 것으로 취급할까봐 염려가 된다.

Ⅲ. 연구부정 방지 대책은 무엇인가?

지금까지 연구부정이 줄지 않고 계속 일어나는 이유를 살펴보았다. 그러나 이 이유들을 수정하거나 제거하는 일은 쉽지 않고 설사 할 수 있다 하여도 단기간에 실현하기는 매우 힘들다. 따라서 연구부정 발생의 이유는 쉽게 말할 수 있지만 방지책은 내놓기란 안타깝게도 결코 쉽지 않다. 그러나 나름 현실적인 대책을 마련해 기술해 보았다. 피상적이고 실효성에 의문이 있지만 그래도 관심을 가지고 적용한다면 효과를 기대할 수 있다고 생각한다.

1. 연구부정에 관한 교육 강화

연구부정 방지의 핵심은 연구부정을 하지 않게 하는 것이다. 그러기 위해서는 모든 연구자가 건전한 연구윤리 의식과 연구부정을 해서는 안 된다는 의무감을 가져야한다. 이를 위해서는 모든 연구자를 대상으로 연구부정에 대한 교육이 유일하고 가장 효과적인 방안이라고 생각한다. 현재 실험에 관련한 **"안전 교육"**을 대학원생과 연구원에게는 의무적으로 실시하고 있다. 마찬가지

로 **"연구부정 방지 교육"**도 의무화하여야 한다. 대부분의 범법자가 그렇듯이 연구윤리 위반자 역시 죄의식과 반성 의지가 없이 부정을 반복한다. 따라서 **"연구부정 방지 교육"**의 의무화는 꼭 도입되어야 한다고 생각된다.

2. 건전한 연구 멘토링 정착

연구 멘토링을 규정화할 수는 없지만 건전한 멘토링이야 말로 연구부정을 근본적으로 해결하는 최선의 방법이다. 따라서 연구책임자는 대학원생과 연구원들의 논문 지도에 올바른 멘토링이 의무적으로 수반되어야 함을 인식하여야 한다. 즉, 모든 국민에게 '국방 의무'가 있듯이 모든 연구자 지도자는 '멘토링 의무'를 지켜야 한다. 앞에서도 언급한 바와 같이 '세 살 버릇 여든까지 간다'는 속담이 있다. 연구윤리 역시 처음 연구 입문 때부터 잘 배워야 한다. 따라서 모범적 연구윤리 교육에 멘토링의 중요성은 아무리 강조하여도 지나치지 않다.

다시 한 번 멘토의 역할을 요약해 본다. 실험노트를 점검하고, 데이터 정리를 도와주고, 정기적인 연구결과 발표를 통하여 연구 진척을 확인하고, 논문 원고 검토를 통하여 논문이 출판될 수 있도록 지도한다. 이렇게 함으로서 지식 생산 과정에서의 철저함을 교육하고 동시에 연구윤리 의식을 고취시켜야 한다.

여기서 연구부정 방지에 중요한 Tip 하나를 공개한다. 그것은 **'만족스러운 연구결과를 보고 받으면 우선 연구부정을 의심하라'**이다. 만족스러운 결과가 있을 때는 반드시 실험을 반복하여 같은 결과가 나오는지 점검해야한다.

3. 연구실 연구결과 발표회에 연구부정 자유 토론 정례화

모든 범죄가 그렇듯이 연구부정 역시 사전 예방이 최선책이다. 이를 위해서는 연구자들이 연구부정을 해서는 안 된다는 의식이 뇌리에 박혀 있어야 한다. 이렇게 되기 위해서는 연구를 하는 동안에는 늘 자신의 연구행위가 혹시

부정 사례에 해당되는지를 자성하는 습관을 가져야 한다. 이런 습관을 갖게 하는 방법의 하나로 각 실험실에서의 정기 연구결과 발표회 때 비록 짧게나마 연구부정에 대한 자유토론시간을 정례화 하는 것이다. 이 시간에 자신의 의심스러운 행동을 알리고 혹시 연구부정에 해당되는 지를 물어 보고 동료의 의견을 들어 본다. 또한 소속기관에서 연구부정 사례가 발표되었다면 해당 연구부정 내용 및 처벌 결과를 알리고 함께 토의해 보도록 한다. 나아가 타 기관의 사례가 언론에 공개되면 이에 대한 토론도 바람직하다.

4. 처벌 강화도 중요하지만 더 필요한 것은 꼭 처벌하는 것

연구부정이 발견되면 벌이 부과됨은 당연한 조치이다. 여기서 강조하고 싶은 것은 벌의 경중보다도 어떠한 형태의 벌이든 꼭 받게 해야 한다는 것이다. 미국인이나 일본인은 우리보다 줄도 잘 서고 법도 잘 지킨다고 한다. 이는 학교에서의 준법 교육 그리고 사회생활에서의 보고 배우기가 주된 원인이 겠지만 중요한 또 다른 이유는 법을 어기면 반드시 벌을 주기 때문이다. 바늘도둑이 소 도둑이 되듯이 사소한 부정이라고 봐 주면 언젠가는 큰 부정을 저지를 수 있기 때문에 아주 작은 벌이라도 반드시 줘서 소도둑이 되지 않도록 하여야 한다.

Ⅳ. 결론

일반 범죄와 같이 연구부정도 일어나게 마련이다. 문제는 현재 우리의 여건이 연구부정을 증가시키는 쪽으로 가고 있다는 것이다. 1) 연구업적 평가기준 강화, 연구비 따내기 경생 심화, 연구비와 연구팀의 대형화 그리고 연구결과의 실용화 및 창업화 요구 등 압박적 연구환경, 2) 준법 불감증, 범법에 대한 관용, 학위를 학력 쌓기 수단으로 이용하는 폐습, 멘토링의 부족, "남을 이기야 산다"를 목표로 하는 우리나라 교육 등 우리의 의식 구조, 관행 및 교육 환경이다. 이러한 연구부정의 원인은 알아도 뾰족한 대책은 없다. 그러나 조용한 그리고 지속적인 '연구부정과의 전쟁'을 제안한다. 그것은 연구부정 방지 교육 강화, 건전한 연구 멘토링 정착, 실험실 마다 연구부정 자유 토론 정례화 그리고 처벌 강화도 중요하지만 아무리 낮은 부정이라도 꼭 처벌하는 관행이 이 전쟁의 작전이다.

현재에서 바라본 10년 전, 황우석 사건

초판발행　　2018년 4월 12일

발행처　　　사단법인 대한민국의학한림원
발행인　　　정남식

전 화　　　02)795-4030
f a x　　　0502-795-4030
e-mail　　　namok@kams.or.kr
homepage　　http://www.namok.or.kr
정 가　　　10,000원
ISBN　　　979-11-88899-03-6　93510
NAMOK-P21

제작 · 판매　(주) 박영사
　　　　　　서울특별시 종로구 새문안로3길 36, 1601
　　　　　　등록 1959. 3. 11. 제300-1959-1호(倫)